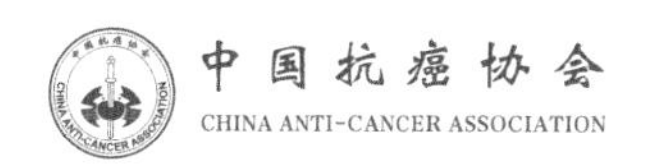

癌前病变

中国肿瘤整合诊治技术指南（CACA）

CACA TECHNICAL GUIDELINES FOR HOLISTIC INTEGRATIVE MANAGEMENT OF CANCER

2023

丛书主编：樊代明

主　　编：田艳涛　王丹波　郝继辉

支修益　应建明　邢念增

天津出版传媒集团

天津科学技术出版社

图书在版编目(CIP)数据

癌前病变 / 田艳涛等主编 . -- 天津 : 天津科学技术出版社, 2023.4

("中国肿瘤整合诊治技术指南(CACA)"丛书 / 樊代明主编)

ISBN 978-7-5742-1031-8

Ⅰ. ①癌… Ⅱ. ①田… Ⅲ. ①癌前状态—诊疗 Ⅳ. ①R730.4

中国国家版本馆CIP数据核字(2023)第058280号

癌前病变
AIQIAN BINGBIAN
策划编辑：方 艳
责任编辑：胡艳杰
责任印制：兰 毅
出 版：天津出版传媒集团 / 天津科学技术出版社
地 址：天津市西康路35号
邮 编：300051
电 话：(022)23332695
网 址：www.tjkjcbs.com.cn
发 行：新华书店经销
印 刷：天津中图印刷科技有限公司

开本 787×1092 1/32 印张 8.625 字数 120 000
2023年4月第1版第1次印刷
定价:96.00元

编委会

李　印　李幼生　李瑜英　梁婷婷　梁新军　刘　刚
刘海生　刘　昊　刘　红　刘继红　刘均娥　刘俊田
刘梦奇　刘胜春　刘卫仁　刘　艳　刘怡潼　刘　懿
刘　勇　刘宇英　刘月平　刘运泳　刘　正　刘卓炜
龙　江　卢　倩　卢一鸣　陆　舜　路　红　吕鹏威
吕　涛　马福海　马晋峰　马　帅　孟凡斌　孟旭莉
缪中荣　裴秋立　齐立强　齐琳琳　钱　坤　曲芃芃
任国胜　陕　飞　商冠宁　邵欣欣　沈　康　师建国
石泓哲　史艳侠　史颖弘　宋　刚　宋启斌　宋晓坤
宋　勇　隋　龙　孙安龙　孙　力　孙立新　谭雯雅
谭先杰　唐小葵　唐　域　田艳涛　王炳智　王丹波
王贵英　王国庆　王　惠　王建卫　王建正　王　磊
王　勐　王卫东　王小林　王新宇　王　鑫　王洋郁
王　尧　王振宁　王　镇　王忠平　魏海英　魏海云
魏丽娟　温　力　邬　麟　吴国举　吴建中　吴　剑
吴琳榕　吴　齐　吴齐兵　吴世凯　吴啸岭　武爱文
郗彦凤　肖志坚　谢立平　谢良喜　邢念增　熊宏超
熊建平　胥林花　徐　泉　徐　嵩　徐卫国　徐晓武
徐志坚　许　顺　薛丽燕　薛向生　闫　军　杨宏英
杨　谨　杨　磊　杨壹羚　杨宇红　杨云鹏　姚计芳
叶哲伟　易　波　尹　荣　应建明　于海鹏　余红平
虞先濬　袁文臻　苑永辉　臧爱民　臧远胜　翟瑞仁
张　斌　张楚瑶　张春燕　张宏艳　张　辉　张惠灏
张　健　张　晶　张　俊　张兰军　张　力　张　铭
张培红　张培彤　张　琴　张瑞祥　张瑞星　张　维
张小田　张晓东　张晓菊　张　燕　张　宇　赵洪云
赵　晶　赵　静　赵　军　赵乾富　赵　群　赵晓刚
赵永亮　赵　勇　郑　闪　郑阳春　郑　莹　支修益
钟宇新　朱海静　朱甲明　朱　磊　朱延美　朱　志
庄　翔

编写秘书

胡海涛

目录 Contents

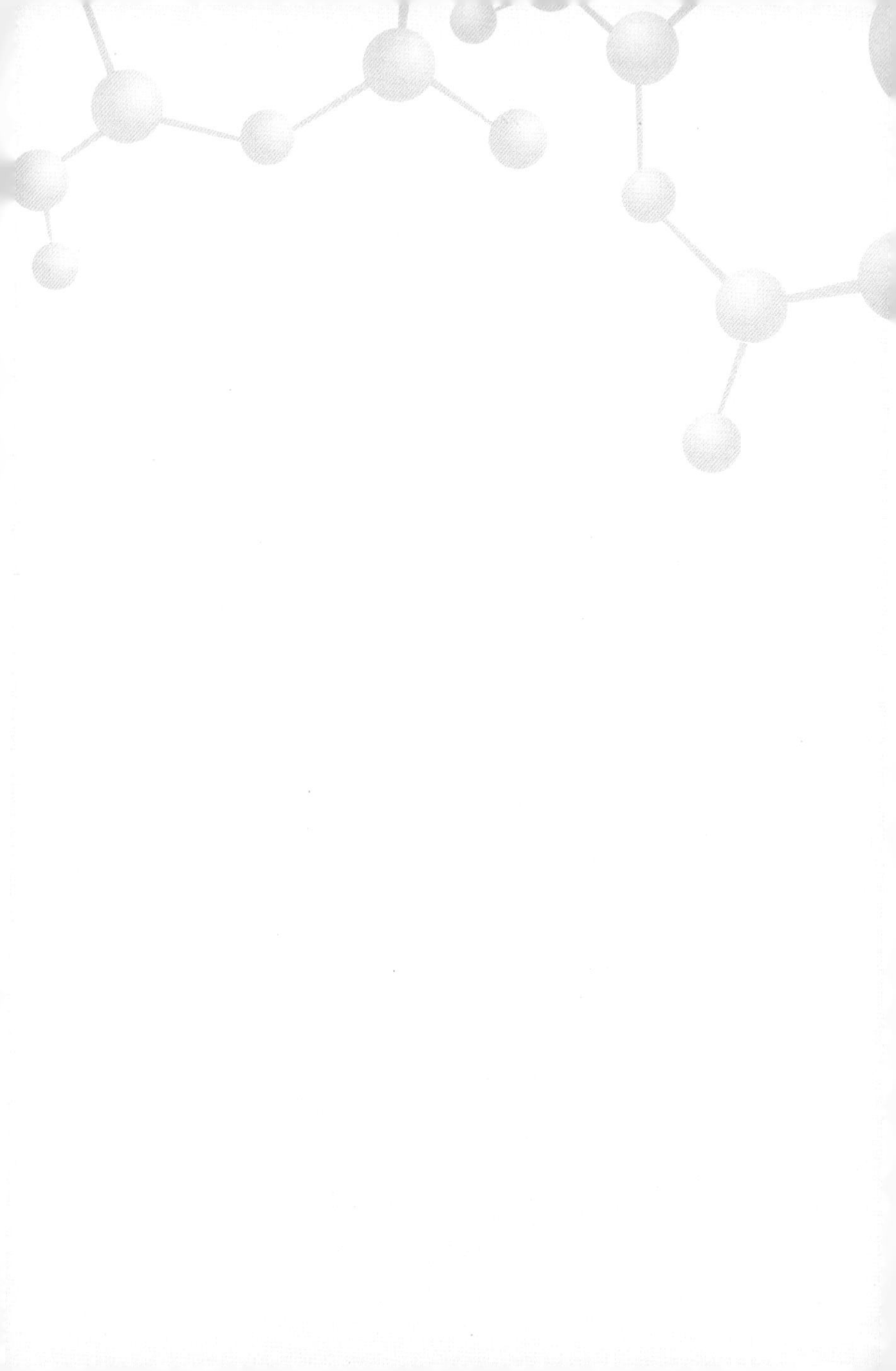

第一章

癌前病变概述

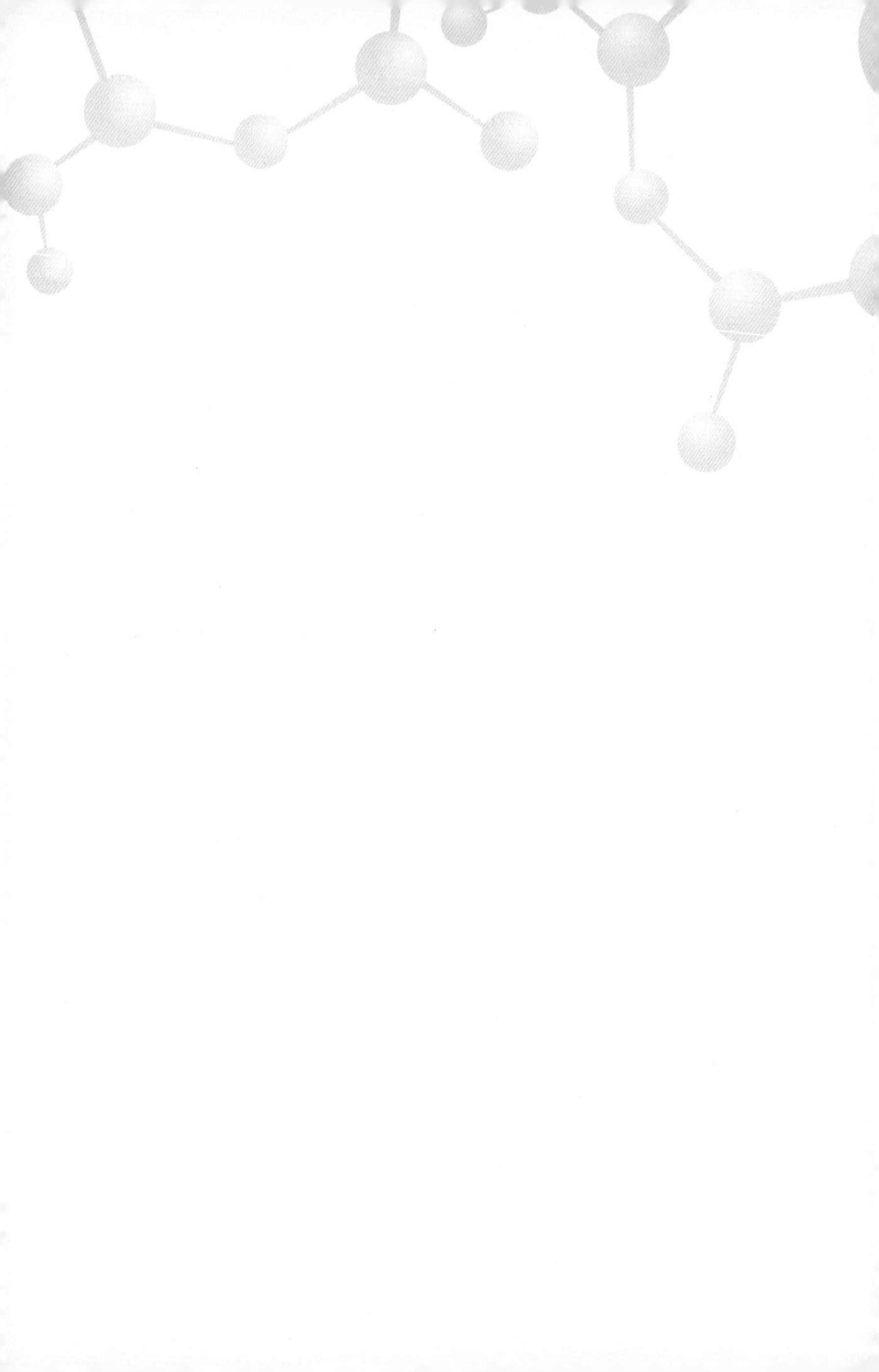

一、我国常见癌前病变的诊疗现状

两千多年前，《黄帝内经》中提出“上医治未病，中医治欲病，下医治已病”，即医术最高明的医生并不是擅长治病的人，而是能够预防疾病的人。可见，祖国医学历来防重于治。

恶性肿瘤已成为威胁我国居民身体健康的第一大杀手，恶性肿瘤死因占居民全部死因的23.91%。根据国家癌症中心2019年1月发布的最新统计数据显示，2015年我国平均每8秒新增1名癌症患者，每13.5秒有1名癌症患者死亡。近十多年来，恶性肿瘤的发病死亡率均呈持续上升态势,每年因恶性肿瘤所致的医疗花费超过2200亿，防控形势较为严峻。然而，癌症并非不可预防和治愈，肿瘤的发生、发展也不是一蹴而就。恶性肿瘤的发生、进展与转归是一个多因素参与、多阶段演变、多维度外显的复杂过程，它的发展阶段会经历不同的阶段，可能需要几年至几十年的时间。大部分实体肿瘤在早期发现后，可通过手术切除、放化疗等手段进行有效的治疗。而一旦肿瘤发展到晚期发生转移，患者的生存率会显著降低。当前肿瘤临床治疗的主要缺陷之一，即在疾病初期通常不会有明显的症状或体征促使患者能够及早就医。

近年来，党中央、国务院高度重视癌症防治工作，提出要实施癌症防治行动，推进预防筛查、早诊早治和科研攻关，着力缓解民生的痛点。《“健康中国2030”规划纲要》提出：到2030年，要实现全人群、全生命周期的慢性病健康管理，总体癌症5年生存率提高15%。

目前普遍认为，绝大多数肿瘤是外部因素与内部因素相互作用引起的，肿瘤是一种可防、可控的慢性疾病。肿瘤预防分为三级：一级预防为病因学预防，即对各种致癌因素的预防。二级预防为早发现、早诊断、早治疗即三早预防。在癌前病变及癌变早期阶段通过早期筛查，早期发现和诊断，从而实现早期治疗。三级预防为临床预防。二级预防最为关键，是提高肿瘤治愈率，降低致死率的最重要环节。早期筛查就是为了在癌前病变阶段及时介入并阻断病变进展，从而避免进展期肿瘤和患者因肿瘤死亡等恶劣结局的发生。肿瘤筛查发挥预防作用的理论基础在于：①实现“降期”，即通过主动的早期筛查可明显提高患者群体中早期占比；②“降期”获益，即早期发现早期治疗相比于其自然进程和转归能够延长患者生命。然而，需要注意的是，由于肿瘤进展程度与速度存在个体差异，一部分患者的癌前病变在很长时间范围内都不会发展成进展期癌，甚至终生都只停留在癌前病变阶段而不会成为进展期癌，那么这部分个体就较少，甚至完全不能从早诊早治中获益。

世界卫生组织（World Health Organization，WHO）将癌前期病变称为癌的前兆变化包括癌前病变和癌前疾病。癌前病变概念最早由Reed于1948年提出，指某些比正常黏膜或其他良性病变更易发生癌变的病理学变化，包括上皮内出现细胞形态分化异常和组织结构异型性的病变。WHO将发展成恶性肿瘤可能性超过20%的病变定义为癌前病变，癌前病变在形态学上出现某些程度非典型增生但本身尚不具备恶性肿瘤特征性改变。很多常见肿瘤具有癌前病变，如：食管癌癌前病变包括食管鳞状上皮细胞异型增生和Barrett食管异型增生，胃癌癌前病变包括胃黏膜的低级别上皮内瘤变和高级别上皮内瘤变，宫颈上皮内瘤变是宫颈癌的癌前病变，乳腺上皮内瘤变是乳腺癌的癌前病变，肝脏高级别不典型增生结节为肝癌的癌前病变。低度不典型性增生、高度不典型性增生、上皮内瘤变等病变阶段的肺结节是肺癌的癌前病变，在影像学上呈“磨玻璃样改变”。

癌前病变属于病理学概念，而癌前疾病指发生癌变风险增加的疾病，属于临床概念。部分肿瘤具有典型的从癌前病变发展到癌的多阶段、级联的癌病过程。例如：乳腺癌的癌变过程多为正常乳腺上皮细胞→非典型增生→原位癌→浸润性癌的渐进过程。肠型胃癌（约占胃癌80%）的发生模式为正常胃黏膜→慢性炎症→萎缩性胃炎→肠化生→上皮内瘤变→胃癌。宫颈癌癌变过程多为宫颈鳞状上皮→轻度上皮内瘤样病变→中度上皮内瘤样病变→重度上皮内瘤样病变→早期浸润癌→浸润癌。癌变过程可能长达数十年，且在低级别上皮内瘤变阶段具有逆转为正常组织的可能。这就为癌前病变筛查提供了长时间筛查窗口期，对癌前病变筛查和干预成为肿瘤防控关键措施，实现早诊、早治，防止癌变，从而降低恶性肿瘤的发病率和病死率。

癌前病变的检出主要通过对高危人群的筛查实现，根据肿瘤部位及肿瘤发生、发展的特性，结合我国国情制定相应的筛查策略。我国恶性肿瘤高发病率和高死亡率已造成巨大医疗负担，积极推行肿瘤筛查和早诊早治对肿瘤防控具有重大社会经济效益，国家层面肿瘤筛查和早诊早治项目积极推行及各瘤种筛查诊治专家共识和防控策略纷纷出台，对降低恶性肿瘤发病率和病死率产生积极作用。目前国家层面的肿瘤筛查与早诊早治项目有四项，已覆盖肺癌、肝癌、胃癌、乳腺癌、宫颈癌、结直肠癌、鼻咽癌和食道癌等8个高发癌种。多瘤种专家共识或指南，如：《中国胃黏膜癌前状态和癌前病变的处理策略专家共识（2020年）》及《中国整合胃癌癌前病变临床管理指南（2021年）》《中国结直肠癌癌前病变和癌前状态处理策略专家共识（2022年）》《肝细胞癌癌前病变的诊断和治疗多学科专家共识（2020版）》《中国食管鳞癌癌前状态及癌前病变诊治策略专家共识（2020年）》《肺结节诊治中国专家共识（2018版）》《中国子宫颈癌筛查及异常管理相关问题专家共识》《中国乳腺癌筛查与早期诊断指南（2022年）》等对胃癌、结直肠、肝癌、食管癌、肺癌、宫颈癌和乳腺癌的癌前病变及早癌筛查流程和防控策略提出详细建议和指导。虽然癌症筛查早诊早治项目在全国各地广泛开展和推广，但仍存在很多不足。例如：医疗资源和经济水平差异导致筛查覆盖范围不平衡，居民文化水平和筛查认可度差异导致参与率低等，以及缺少对癌前病变治疗和随访管理体系及相应诊治数据报告和分析。因此，目前亟需推动对癌前病变和癌前疾病的整合管理。

二、癌前病变的常见筛查与诊断方法

有效的早期诊断措施和筛查方法有助于在肿瘤发病早期阶段或在癌前病变状态检出早期肿瘤和发现癌前疾病。尽早发现和处理癌前病变有助于降低肿瘤发病率和死亡率，实现预防关口前移和重心下降。敏感、准确、经济的筛查手段和诊断方法至关重要。

（一）实验室检查

血、尿及粪便常规检查发现的异常并非癌前病变特异性指标，如有异常后可通过进一步检查明确疾病状态，排查肿瘤或癌前疾病。粪便潜血试验是目前应用最广泛筛查结直肠癌及癌前病变的方法之一。

肿瘤标志物可用于普查和对某一种肿瘤的检查，但肿瘤标志物只能作为辅助性检查，不能单纯依靠肿瘤标志物做出是或不是患有癌前疾病的诊断。如CA199可在胰腺癌确诊前两年就开始升高，胰腺癌确诊前半年CA199升高的敏感性达60%，可作为胰腺癌预警的标志物。

血清学检查，如血清学筛查胃蛋白酶原（PG）、胃泌素-17（G-17）等作为萎缩性胃炎、肠上皮化生、异型增生、胃癌的初步筛查手段。

（二）影像学检查

可显示肿瘤的成像技术包括X线检查（如胃肠道造影、乳腺钼靶X线等）、计算机断层扫描（Computed tomography，CT）、磁共振成像（Magnetic resonance imaging，MRI）、超声和放射性同位素扫描等。CT因可进行薄层扫描及多平面重建、可消除软组织重叠并显著改善软组织间的分辨率，所以能显著改善肿瘤的显示和检出。CT最适合观察肺部肿瘤，可早期发现毛玻璃样改变等癌前病变。如结合对比剂的使用，CT对腹部肿瘤和癌前病变也有很好检出效果。MRI利用强磁场与电磁波成像，软组织对比度远好于CT，可以观察人体精细结构。MRI可较早发现人体组织癌灶，对肾癌、前列腺、骨、大脑、肝脏、胰腺的肿瘤检测在多数情况下要优于其他检查手段。PET-CT既能得到人体结构的图像又能观察到细胞代谢异常的区域，灵敏度很高，可发现比较小的早期病变，但价格昂贵，不适合作为筛查手段。

（三）内镜检查

应用内镜可直接观察空腔器官、腹腔、纵隔等的肿瘤或其他病理改变，并可取细胞或组织行病理检查，能明确诊断肿瘤或癌前病变。临床上常用于检查的内镜有：鼻咽喉镜、支气管镜、胃镜和结肠镜、胶囊内镜；妇科广泛应用的阴道镜、宫腔镜等检查。

胃镜可观察食管、胃、十二指肠球部和降部的黏膜，以确定病变的部位及性质，并取活体组织做检查。普通白光内镜漏诊率高，高清染色内镜和放大内镜能增加癌前状态或癌前病变检出率，使用普通白光内镜进行初筛，对有可疑病变患者使用高清染色内镜进一步检查。结肠镜可观察包括直肠、乙状结肠、降结肠、横结肠、升结肠、盲肠至回肠末端的肠道黏膜，对可疑病变可取活检进行病理检查，是诊断早期结直肠癌和癌前病变的“金标准”，结肠镜检查及病变切除可使结直肠癌发病率和死亡率显著降低。此外，超声内镜可在内镜下直接观察腔内病变同时进行实时超声扫描，了解病变来自管道壁的某个层次及周围邻近脏器情况。可了解消化道黏膜下病变起源、大小及性质判断，与壁外脏器、血管压迫的鉴别，对消化道邻近器官病变也有重要诊断价值（胆管结石、胆管癌、胰腺癌、胰腺炎及胰腺囊肿等）。近年来，胶囊内镜开始用于临床，受检者通过口服内置摄像与信号传输装置的智能胶囊，借助消化道蠕动使之在消化道内运动并拍摄图像，体外的图像记录仪和影像工作站可显示患者整个消化道情况，胶囊内镜突破了原有的小肠检查盲区，且具有无痛苦、安全等优点。

（四）遗传筛查

分子遗传学检测在某些家族遗传性肿瘤诊断和早期预警方面十分有用，例如BRCA1/2基因与家族遗传性乳腺癌和遗传性卵巢癌密切相关，还会显著增加前列腺癌、胰腺癌、男性乳腺癌、黑色素瘤等的发病风险。Lynch综合征其遗传学基础为DNA错配修复基因种系突变，MLH1、MSH2、MSH6和PMS2是最常见发生突变的4个错配修复基因。Lynch综合征患者有多种组织癌变倾向，如胃、卵巢、胆道、尿道、小肠、大脑和胰腺等，最常见癌变器官为结肠和子宫内膜。对这些家族成员应行规律的防癌筛查。

（五）病理诊断

病理诊断是癌前病变诊断“金标准”。诊断标本常来源于穿刺活检、内镜下活检、内镜下切除以及手术切除标本。除常规组织病理诊断外，免疫组化和分子病理诊断在癌前病变病理诊断中具有重要价值。组织病理主要通过瘤变细胞形态、大小、机构和细胞核等的异型性进行判断，瘤细胞是否突破基底膜对区分早期癌具有重要价值。常规病理切片下难以明确病变性质，需要借助免疫组化行诊断和鉴别诊断。分子病理在癌前病变诊断尚在探索阶段。

三、癌前病变的整合管理策略

尽管现代医学技术已取得一定进展和突破，但恶性肿瘤病因尚未完全阐明，在当前早癌诊断率尚不理想的背景下，尽早发现和处理各类恶性肿瘤癌前病变，有助于改善恶性肿瘤的远期预后，有助于提高人民健康生活水平、减轻国家疾病经济负担、实现预防关口前移和重心下降。当前我国恶性肿瘤发病率仍处高位，与发达国家相比，早诊率较低。因此，亟需制定一套完备、适合我国医疗现状的癌前病变整合管理策略。在癌前病变整合管理过程中，可通过以下几方面实现有效整合。

（一）明确各类肿瘤癌前病变的定义与分类、流行病学特点

本指南根据国家癌症中心最新统计数据，选取中国常见十大实体肿瘤和一个血液系统肿瘤，即肺癌、胃癌、宫颈癌、结直肠癌、乳腺癌、肝癌、食管癌、子宫

内膜癌、胰腺癌及前列腺癌和白血病。这些恶性肿瘤的来源和功能不同，其癌前病变的定义和分类、流行病学特点有较强异质性。例如，胃癌癌前病变现被认为是胃黏膜上皮异型增生、上皮内瘤变以及不完全性大肠型肠上皮化生等组织病理学改变。慢性萎缩性胃炎、残胃、腺瘤型息肉、经久不愈的慢性胃溃疡等是发生胃癌风险的癌前疾病。作为同样是消化道肿瘤的结直肠癌，其癌前病变一般认为是被证实为与结直肠癌发生密切相关的病理变化，具体包括腺瘤病（息肉病伴异型增生）、广基锯齿状病变、传统锯齿状腺瘤以及炎性肠病相关异型增生等。由此可见，即使同为消化系统恶性肿瘤，其对癌前病变的定义也截然不同。同理，不同种类恶性肿瘤的流行病学特点也各不相同。因此，明确各肿瘤癌前病变的定义，并结合其流行病学特点进行研究，是制定合理癌前病变整合管理策略的重要前提。

（二）根据各类肿瘤危险因素，量身定制对应的预防策略

恶性肿瘤预防的总体概念通常包括人群筛查、早期诊断、健康教育、行为干预、化学预防、康复治疗等众多方面的“三级预防”。在本指南中提及的“根据各类

肿瘤危险因素，量身定制对应的预防策略”指的是狭义的预防概念，也即一级预防，二级预防和三级预防则分别罗列于筛查与诊断方法、随访与治疗原则框架内。

已有较多文献表明，部分恶性肿瘤有着明确致癌因素，针对这些致癌因素采取积极预防措施、控制危险因素是癌前病变整合管理策略的重中之重。此外，随着生活水平提高、生活方式变化，肿瘤危险因素和这些危险因素暴露于公众有了一定的时间特异性和地区特异性。因此，本指南依据各恶性肿瘤癌前病变相关的最新文献，并结合国内高质量循证医学研究，重新归纳整理了各类肿瘤的危险因素。

对病因进行有效预防和控制，仍是当前癌前病变整合管理策略的一大难点，具体表现在三个方面。首先，不确定哪些人群应作为某种特定恶性肿瘤的预防重点人群，在不同性别、地区、年龄中采取何种方式预防措施、采取措施的最佳时间窗等临床问题仍有争议；其次，危险因素和肿瘤发生、发展，其因果关系仍未完全明确；最后，在同样暴露因素前提下，不同人群发病率亦不同，说明可能存在基因层面肿瘤易感性差异。因此，肿瘤危险因素和预防策略制定依然是一个复杂、多学科的重大课题，已有公共卫生课题成果也让我们看到了病因预防的曙光，如我国近年推广的HPV疫苗，其在宫颈癌的病因防治层面已初显成效。

（三）制定合理的筛查、诊断和治疗方法，完善诊疗后随访工作

当前临床实践恶性肿瘤整合管理过程较多强调和重视诊断和治疗，具体内容详见后续各论章节。当前临床实践的相对薄弱项目为推广癌前病变筛查工作及完善。

不同于恶性肿瘤的临床确诊，一个可被推广人群筛查的项目，其被筛查的疾病以及所选筛查方法应同时具备以下特点：①该病在普查对象中危害严重；②对早期病变有行之有效的治疗手段；③有对筛查出来的可疑问题进行确诊和治疗的设施；④有可被鉴别的临床前期表现；⑤方法必须有效可靠；⑥方法必须被筛查人群接受；⑦该病自然史必须足够清楚；⑧对筛查出病人与正常人有完整的处理方案；⑨筛查花费即成本效益必须可接受；⑩必须长期考虑和安排，切忌一次性行动。但受当前检测技术、检测试剂、检测设备局限性，并非所有恶性肿瘤的癌前病变均有理想筛查措施，相应研究仍在进行。

肿瘤具局部复发和全身转移特性。即使是癌前病变，定期随访治疗间歇期和治疗结束后的心理状态、用药、饮食、疗后的复查也具有依从性，因此了解肿瘤远期生存、生活质量、复发转移情况，是现代医学中必要的一环。受制各类客观因素，当前部分医疗机构的随访系统和肿瘤随访率仍不够完善。以医院为基础进行肿瘤登记，构建完善的肿瘤患者随访系统尤为重要。规范的随访工作有助于高质量医学研究。明确不同疗法的疗效必须通过随访得到评估。制订完备的癌前病变整合管理策略，随访是重要一步。

综上所述，癌前病变的整合管理策略是一个系统的、多学科的工程，依据恶性肿瘤的不同，策略具有相应特殊性。随着当前医学研究不断进展，各种肿瘤的整合管理策略也将日臻完善。

第二章

肺癌

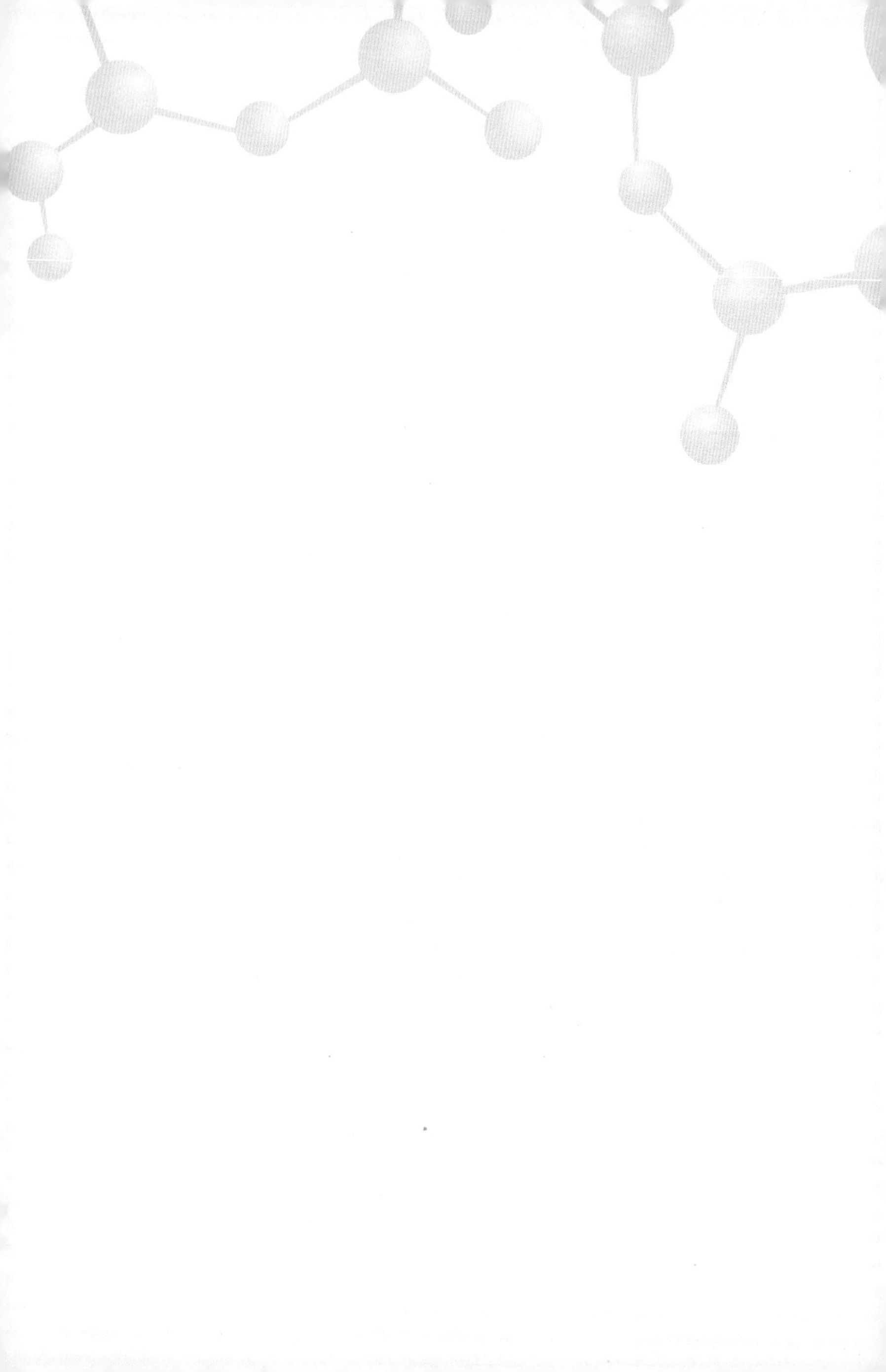

一、肺癌癌前病变的定义与分类

（一）肺癌癌前病变的定义

根据WHO于2021年5月在《胸部肿瘤分类》中所述，肺癌的癌前病变为高癌变危险性、可发展为恶性肿瘤的前驱阶段病变。不同肺癌组织学亚型对应的癌前病变特征不同：肺腺癌的癌前病变主要包括非典型腺瘤样增生（atypical adenomatous hyperplasia，AAH）及原位腺癌（adenocarcinoma in situ，AIS）；肺鳞状细胞癌的癌前病变包括鳞状上皮不典型增生（squamous dysplasia，SD）及原位癌（carcinoma in situ，CIS）；此外弥漫性特发性肺神经内分泌细胞增生（diffuse idiopathic pulmonary neuroendocrine cell hyperplasia，DIPNECH）被证实是一种少见但与肺类癌相关的浸润前病变。

（二）腺癌相关癌前病变

1. 非典型腺瘤样增生

AAH是最早期的浸润前病变，CT表现通常为密度极淡且均匀的单纯磨玻璃影。病灶通常不大于0.5 cm，常发生于肺实质外周，靠近胸膜。AAH镜下为Ⅱ型肺泡上皮细胞或Clara细胞沿着固有肺泡壁或小气道壁增生，具有轻至中度异型性，细胞形态可呈圆形、立方形或低柱状，在肺泡壁上常呈不连续排列。AAH诊断需要结合高分辨率CT影像、组织结构及细胞特征等多个因素综合判断，X线检查中一般AAH很少显影，另外细胞学标本不能作为AAH诊断依据。

已有报道AAH可发生于19%女性肺癌患者及9.3%男性肺癌患者中，在肺腺癌亚型中发生率更高（约30.2%女性肺癌患者及18.8%男性肺腺癌患者）。另外，有实践研究表明2%~4%的非肿瘤患者可发生AAH。AAH预后佳，病灶切除后无复发生存期可达100%。

2. 原位腺癌

AIS在薄层CT上显示比AAH密度稍高，有时可呈实性结节。病灶通常不大于3 cm。与AAH相似，AIS亦常发生于肺实质外周，靠近胸膜。AIS镜下呈现为肿瘤细胞（显示向Ⅱ型肺泡上皮细胞或Clara细胞分化）沿固有肺泡壁附壁型生长，无肺间质、血管、胸膜的侵犯，无肺泡内肿瘤细胞聚集。肺泡间隔可由于弹力纤维增生及少许淋巴细胞浸润导致增宽伴有硬化。局部区域可见肿瘤细胞增殖活跃，显示为瘤细胞核增大、深染。AIS大部分为非黏液型，少见黏液型。黏液型AIS在CT表现亦为实性结节，镜下肿瘤细胞呈高柱状，胞质内含有丰富黏液，偶见杯状细胞，瘤细胞核位于基底部。AIS预后佳，病灶切除后其无复发生存期可达100%。

3. AAH与AIS的鉴别诊断

AAH与AIS的鉴别主要有以下几点：首先是大小，AAH通常不超过0.5 cm，很少大于0.8 cm；其次是瘤细胞排列方式，AAH瘤细胞不连续排列，AIS瘤细胞在肺泡壁上连续排列；最后是影像学表现，AIS可呈实型或部分实型。其实AAH与AIS是一个连续进程，可在同一病灶内同时存在。

（三）鳞状细胞癌相关癌前病变

鳞状上皮不典型增生（squamous dysplasia，SD）及原位癌（squamous carcinoma in situ，SCIS）是起源于支气管上皮鳞状细胞的癌前病变，通常无症状，纤维支气管镜及大体检查可见类似黏膜白斑的表浅、扁平病灶，黏膜可见增厚，少数表现为结节或息肉状，在重度吸烟史及阻塞性气道疾病的患者中更为常见。在镜下表现为支气管黏膜上皮鳞状化生基础上，鳞化上皮呈现细胞层次增多、排列紊乱、极向消失、细胞出现异型性、可见核分裂像。根据细胞异型性程度，SD可分为轻度、中度、重度三级：轻度不典型增生仅见基底层细胞增生，不超过上皮全层下1/3，核分裂像无或极少；中度不典型增生中基底层细胞增生更为显著，占上皮全层1/3~2/3，细胞核浆比增大，核垂直排列，下1/3可见核分裂像；重度不典型增生细胞异型性明显，累及上皮上1/3，染色质粗，核仁明显，核分裂像更为常见。当上皮全层均被显著异性细胞累及，但基底膜仍保持完整时，即为原位癌（SCIS）。SD及SCIS可为单发或多发病灶，常伴杯状细胞增生、不成熟鳞状化生及鳞状化生等改变。

SD及SCIS常见诊断方法包括痰细胞学检查、白光支气管镜、自动荧光支气管镜、窄带成像技术、光学相干断层扫描及径向探头支气管内超声技术。其中痰细胞学检查为常用非侵袭性检查方式。痰涂片细胞学呈中度不典型增生的患者，至少55%在荧光支气管镜检查中可见不典型增生。白光支气管镜约可检出40%的SCIS病例，大部分（约75%）呈浅表或扁平病变，一般大于1 cm，通常白光支气管镜难以检出小于0.5 cm病变。而自动荧光支气管镜可检出0.05 cm病变，其敏感度较高可达85%，但特异性较低。相比之下窄带成像技术敏感度及特异性均较高。值得注意的是CT及PET均难检出SD及SCIS。

（四）弥漫性特发性肺神经内分泌细胞增生

DIPNECH常见于51~70岁女性，也可发生于任何年龄，进展缓慢。镜下呈肺神经内分泌细胞的弥漫性增生，早期病变局限于支气管或细支气管上皮，可形成小群或者结节样聚集，偶见较大病变突入腔内，但基底膜保持完整。若增生的肺神经内分泌细胞突破基底膜侵袭生长为小的（0.2~0.5 cm）病灶，可称之为微小癌，若病灶大于0.5 cm即诊断为类癌。

DIPNECH通常伴有多年良性病程，进展缓慢；相伴随的类癌预后较好。

二、肺癌癌前病变的流行病学

有研究报道我国北方40~75岁人群肺结节流行情况，26%人群存在可检出的肺结节，其中约15%人群可检出小于0.5cm的肺结节；约9.5%可检出0.5~3 cm的非实性肺结节；约1.7%可检出0.1~3 cm的实性肺结节。肺结节具有与肺癌相似的地理分布，我国流行率较高，西方国家流行率较低。尽管我国目前已有大量针对肺癌的流行病学研究，但受限于肺癌筛查以低剂量胸部CT检出肺结节为主，所以目前对肺癌癌前病变的关注和研究非常有限。

三、肺癌癌前病变的危险因素与预防策略

（一）不良生活方式

吸烟会显著增加肺癌发生风险。大量研究表明，吸烟与肺癌的发生密切相关。开始吸烟年龄越小、每日吸烟量越大、持续时间越长，引起肺癌的风险越大。我国吸烟者肺癌发生概率约为不吸烟者的3倍。

（二）环境因素暴露

二手烟暴露是肺癌的危险因素之一。我国暴露于二手烟的人群与未暴露于二手烟的人群相比肺癌发生风险增加约30%。此外，在某些特殊场所中，工作人员长期暴露于肺癌发生的危险因素，如石棉、氡、铍、铬、镉、镍、二氧化硅等，上述物质均被WHO国际癌症研究署列为I类致癌物。室外空气污染中PM2.5的暴露显著提高肺癌发生风险，仅微粒污染便导致我国多达15%的肺癌死亡率。室内空气污染主要来源于家庭燃煤中煤烟和煤烟尘的暴露，其导致我国人群肺癌发生风险增加约1.5倍。

（三）慢性肺部疾病史

慢阻肺病史（chronic obstructive pulmonary disease，COPD）是肺癌发生的危险因素之一。多项研究表明有COPD者与无COPD者相比，肺癌发生风险增加2倍。此

外，国际肺癌研究协会综合17项研究提出，肺气肿、肺炎、肺结核和慢性支气管炎分别使肺癌发病的风险提高144%、57%、48%和47%。

（四）遗传因素

肺癌呈现一定程度家族聚集性。一级亲属（first-degree relative，FDR）肺癌家族史导致个体肺癌发生风险显著增加。不小于1个FDR和不小于3个FDR患肺癌与无FDR患肺癌的人群相比肺癌发生风险分别增加约2倍和4倍。同时，遗传因素在肺癌发生发展中具有重要作用。肺癌遗传易感性存在个体差异，不同遗传易感位点对肺癌发生风险的影响不同，因此，肺癌易感性研究为近年肿瘤分子流行病学热点。

（五）预防策略

通过控制肺癌发生危险因素（戒烟、避免室内空气污染、做好职业暴露危险的防护措施、及时规范治疗呼吸系统疾病）、加强体育锻炼、摄入新鲜蔬菜水果以及从病因防控上降低人群水平肺癌发病风险。此外，建议对50~74岁人群及肺癌高风险人群（高风险人群应符合以下条件之一：①吸烟：吸烟年数不小于30年，包括曾经吸烟年数不小于30年，但戒烟不足15年；②被动吸烟：与吸烟者共同生活或同室工作不小于20年；③患有COPD；④有职业暴露史至少1年；⑤有FDR确诊肺癌进行必要的肺癌筛查。

四、肺癌癌前病变的筛查与诊断方法

肺癌早发现和早诊断的常用方法有胸部薄层CT、痰细胞学、支气管镜检查及生物标志物等。

（一）胸部薄层CT检查

胸部X线片在肺癌早期检出中作用有限。胸部CT检查是目前肺癌早检出和早诊断的最重要且最有效的手段之一。目前，胸部CT多使用64排及以上螺旋CT扫描仪。胸部薄层CT是指胸部图像重建层厚不大于1.25 mm，包括薄层低剂量CT（low-dose computed tomography，LDCT）筛查及高分辨CT（high-resolution computed tomography，HRCT）检查。胸部薄层CT是检出和诊断肺腺癌相关癌前病变（包括AAH和AIS）的重要手段，也可检出少部分弥漫性特发性肺神经内分泌细胞增生（DIPNECH），而肺鳞癌相关癌前病变（包括SD和SCIS）胸部CT及PET-CT均难检出。

肺AAH的胸部薄层CT：肺AAH多表现为纯磨玻璃密度结节（pure ground glass nodule，pGGN），直径通常不超过5 mm，很少大于8 mm，密度浅淡、多均匀，结节多呈类圆形，边界清晰且光整，空泡征少见，分叶征、毛刺征及胸膜牵拉征罕见。肺pGGN定义为薄层CT图像中肺内结节状密度增高影，但其密度又不足以掩盖支气管及血管结构，似磨砂玻璃样而得名。

肺AIS的胸部薄层CT：肺AIS典型表现亦为pGGN，直径较AAH大，通常超过5 mm但不足1 cm，密度较AAH稍高，结节多呈类圆形，边界清晰且光整，部分内可见小空泡，分叶少见，毛刺征及胸膜牵拉征罕见。另外，由于肺泡塌陷或肺泡间隔增厚，少部分AIS可表现为部分实性结节（part-solid nodule，PSN），结节直径仍通常超过5 mm但不足1 cm，其内实性成分直径较小。肺PSN定义为薄层CT图像中同时含有能掩盖支气管及血管结构的实性密度和不能掩盖支气管及血管结构的磨玻璃密度两种成分的肺结节。肺AIS与AAH在CT上有一定重叠，有时二者难以区分。此外，肺AIS及AAH均可多原发，AAH、AIS及早期浸润腺癌可同时存在，表现为双肺内多发、大小不等的磨玻璃密度结节。AIS及AAH临床处理原则为胸部CT随诊观察为主，必要时行外科切除，预后佳，完整手术切除后无复发生存率可达100%。

肺DIPNECH的胸部薄层CT：DIPNECH是类癌的癌前病变，多数文献认为它是继发于气道或间质炎症或纤维化的非特异性反应。DIPNECH本身影像学检查并无特异性，HRCT该病变常伴有肺间质性疾病的影像学表现，如双肺斑片影、磨玻璃密度影、马赛克灌注、闭塞性细支气管炎、支气管壁增厚、支气管扩张、结节影等。DIPNECH与其他肺间质性病变的HRCT表现相似，鉴别诊断存在困难，最终诊断依靠病理学检查。

肺鳞癌相关癌前病变（包括SD和SCIS）为起源于支气管上皮鳞状细胞癌的癌前病变，此类病变胸部CT及PET-CT均难以检出，可借助支气管镜及痰细胞学检查检出和诊断。此外，肺癌癌前病变在PET-CT中无异常摄取增高，故PET-CT检查并不能为肺癌癌前病变提供额外诊断价值。由于肺癌癌前病变病灶较小或密度浅淡，CT引导下肺穿刺活检术也不适用于肺癌癌前病变的诊断。

（二）痰细胞学检查

痰细胞是肺组织损伤的直接表现，作为肺癌的细胞学检查之一，痰液细胞学具有经济、简便、无痛苦等优点，因此，痰液细胞检查是传统早期发现肺癌的一种重要手段。从传统痰涂片法到液基薄层制片技术，痰细胞学检查已取得较大突破。痰液细胞检查具有较高特异性，但敏感性不高，其敏感性受肿瘤分期、分型及送检次数等诸多因素影响。痰液细胞检查对中央型肺癌检出率较高，而对周围型肺癌及早期肺癌的检出率相对较低，对癌前病变的检出和诊断价值很有限。

近些年，多项研究表明痰细胞学检查联合其他检查方法（如胸部低剂量CT筛查、DNA含量分析、Survivin基因检测、免疫细胞化学以及纤维支气管镜检查）可有效提高肺癌的检出率。

（三）支气管镜检查

支气管镜检查不但能发现病变，且能同时获得病变的病理学诊断，在肺癌早期诊断具有一定优势。常用支气管镜检查技术包括白光支气管镜、自发荧光支气管镜、窄带成像技术、超声支气管镜、电磁导航支气管镜及超细支气管镜。

肺鳞癌相关癌前病变（包括SD和SCIS）和DIPNECH的检出和诊断主要依赖于支气管镜检查。多数癌前病变常仅有数个细胞层厚（0.2~1 mm），表面较光整，表面直径仅有几毫米，而白光支气管镜很难发现直径小于5 mm的浅表病变，故白光支气管镜很难发现这类病变。直径大于10 mm的癌前病变可有一些非特异性微小变化，如小结节、发红、黏膜肿胀等。白光支气管镜易于发现位于支气管嵴间的息肉或结节样病变，而支气管嵴间外的轻度肿胀性病变等常表现为黏膜失去光泽或细颗粒样改变而不易在白光支气管镜下发现。自发荧光支气管镜可快速、大面积扫描支气管表面，普通白光支气管镜难以发现的微小病变和侵袭性病变；自发荧光支气管镜可检出0.05 cm的病变，虽然其敏感性显著提高（可达85%），但其特异性相对较低。对痰细胞学检查发现重度不典型增生、原位癌或癌细胞而影像学检查未见异常患者应行白光支气管镜检查，条件允许应行自发荧光支气管镜检查。

而肺腺癌相关癌前病变（包括AAH和AIS）常见于周围肺野，故支气管镜对这类病变的检出和诊断价值有限，其检出主要依赖于胸部CT检查。

（四）生物标志物筛查

肿瘤标志物检测是常用肺癌辅助检出和诊断方法之一。目前临床经典肿瘤标志物包括癌胚抗原（CEA）、糖类抗原125（CA125）、细胞角蛋白19片段（CY-FRA21-1）、鳞状上皮细胞癌相关抗原（SCCA）、神经元特异性烯醇化酶（NSE）和胃泌素释放肽前体（ProGRP）等，在肺癌诊断、疗效监测和预后评估中发挥了重要作用。6种肿瘤标志物（CEA+CA15.3+CYFRA21-1+SCCA+NSE+ ProGRP）联合检测肺癌的灵敏度可达88.5%，特异度可达82%，但其对早期肺癌及癌前病变的作用尚无大宗病例报道。

此外，人体免疫系统能对正在生长的肿瘤产生免疫反应而产生特异性自身抗体，经过系列筛选和组合优化，多种自身抗体谱检测能在肺癌早期筛查中发挥重要作用。2015年，包含7种肺癌自身抗体谱（p53+GAGE7+PGP9.5+CAGE+MAGEA1+GBU4-5+SOX2）的检测试剂盒由我国国家食品药品监督管理局批准上市，成为首个辅助用于肺癌高风险人群筛查的无创性血清检测工具，但在肺癌癌前病变检出中的作用有待验证。

近年，多项研究致力于探讨循环肿瘤细胞（circulating tumor cell，CTC）及外周血微小RNA检测无症状高危人群肺癌筛查价值，但目前这类新技术尚缺乏优于影像学检查的临床证据，仍不适合单独用于肺癌筛查与早诊。

五、肺癌癌前病变的随访与治疗原则

（一）如何对基线筛查检出的肺癌癌前病变（肺结节或可疑气道病变）进行随访和治疗

1）未检出肺内非钙化结节，建议进入下年度筛查。

2）检出纯磨玻璃密度结节平均直径小于8 mm，或实性结节/部分实性结节的实性成分平均直径小于6 mm，建议进入下年度筛查。

3）检出的纯磨玻璃密度结节平均直径不小于8 mm且小于15 mm，或实性结节/部分实性结节的实性成分平均直径不小于6 mm且小于15 mm，建议3个月后再复查；3个月复查时如果结节增大，建议多学科会诊MDT to HIM，决定是否行临床干预；如结节无变化，建议进入下年度筛查。

4）检出的纯磨玻璃密度结节或实性结节/部分实性结节的实性成分平均直径不小于15 mm，建议选择以下两种方案。

①抗炎治疗或观察，1个月后再复查。复查时，如果结节完全吸收，建议进入下年度筛查；如结节部分吸收，建议3个月后再复查，复查时如结节部分吸收后未再增大，建议进入下年度筛查；如结节部分吸收又增

大，建议进行多学科会诊，决定是否行临床干预；如果结节未缩小，建议多学科会诊MDT to HIM，决定是否行临床干预或3~6个月后再复查。

②实性结节/部分实性结节行活检或正电子发射计算机断层扫描（PET-CT）检查。如阳性，建议多学科会诊MDT to HIM，决定是否行临床干预；如阴性或性质不定，建议3个月后再复查，复查时如结节不变或增大，建议多学科会诊MDT to HIM，决定是否临床干预；如果结节缩小，建议进入下年度筛查。

5）可疑气道病变，例如管腔闭塞、管腔狭窄、管壁不规则、管壁增厚；与支气管关系密切的肺门异常软组织影；可疑阻塞性炎症、肺不张及支气管黏液栓等，建议行痰细胞学或纤维支气管镜检查。如阳性，建议行多学科会诊MDT to HIM，根据会诊意见决定是否行临床干预；如阴性，建议进入下年度筛查。

①结节增大指径线增大不小于2.0 mm。

②PET-CT检查阳性指代谢增高，放射性摄取高于肺本底。

③痰细胞学阳性指痰液中发现恶性或者可疑恶性肿瘤细胞。

④临床干预指外科手术、射频消融、SBRT。

（二）如何对年度筛查检出的肺癌癌前病变（肺结节或可疑气道病变）进行随访和治疗

1）未检出肺内非钙化结节或结节未增长，建议进入下年度筛查。

2）原有的结节增大或实性成分增多，建议考虑临床干预。

3）新发现气道病变，建议行痰细胞学或纤维支气管镜检查。如果阳性，建议行多学科会诊，决定是否行临床干预；如果阴性，建议进入下年度筛查。

4）发现新的非钙化结节，且结节平均直径大于3 mm，建议3个月后复查（可先进行抗感染治疗）。

①结节完全吸收，建议进入下年度筛查。

②结节部分吸收，建议6个月后复查。复查时如果结节部分吸收后未再增大，建议进入下年度筛查；如结节部分吸收又增大，建议考虑临床干预。

③如结节增大，建议考虑临床干预。

5）发现新的非钙化结节，且结节平均直径不大于3.0 mm，建议6个月后复查：结节未增大，建议进入下年度筛查；结节增大，建议考虑临床干预。

（三）肺癌癌前病变的治疗原则

1. 外科手术治疗

对无手术禁忌证，需临床干预的肺癌癌前病变，手术切除作为首选疗法。亚肺叶切除（肺段切除和楔形切除）适用于不大于2 cm外周型肺癌癌前病变，建议对于不大于2 cm的病变，切缘需大于肿瘤最大直径，以最大程度减少局部复发可能，可同时行纵隔淋巴取样。与开胸手术相比，微创手术（包括胸腔镜和机器人手术），达到同样疗效的前提下，降低了术后并发症和死亡率，提高了生活质量，是更优选择。

2. 射频消融治疗

无法耐受外科手术，或拒绝行手术治疗患者、多发肺癌癌前病变患者等，经包括胸外科医师的多学科团队进行评估后采取治疗手段。

3. SBRT

无法耐受外科手术，或拒绝行手术治疗患者，或者影像学长期随访（大于2年）过程中进行性增大，出现血管穿行、毛刺等恶性特征，经多学科讨论，患者及家属充分知情同意的情况下采取治疗手段。

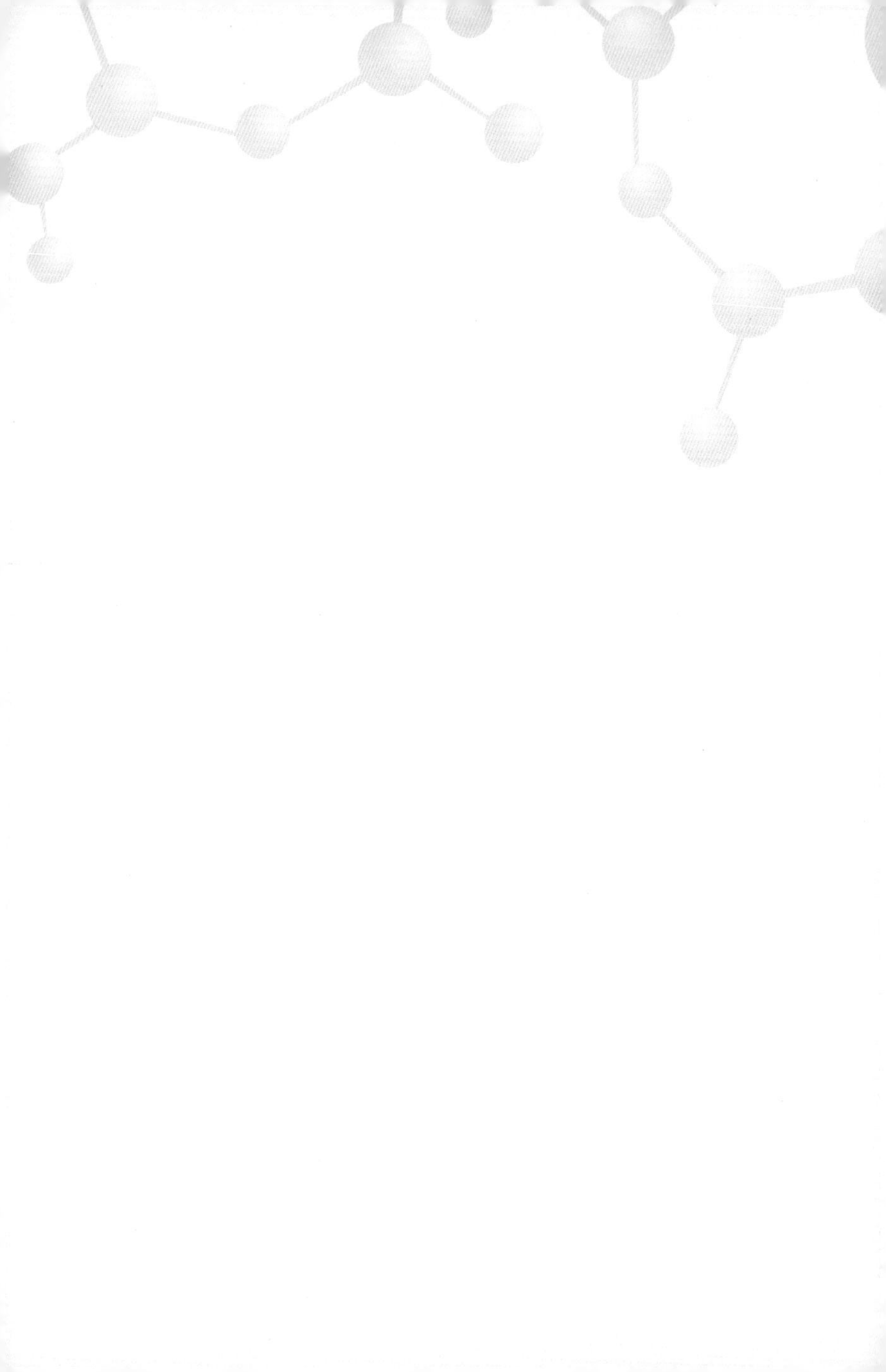

第三章

胃癌

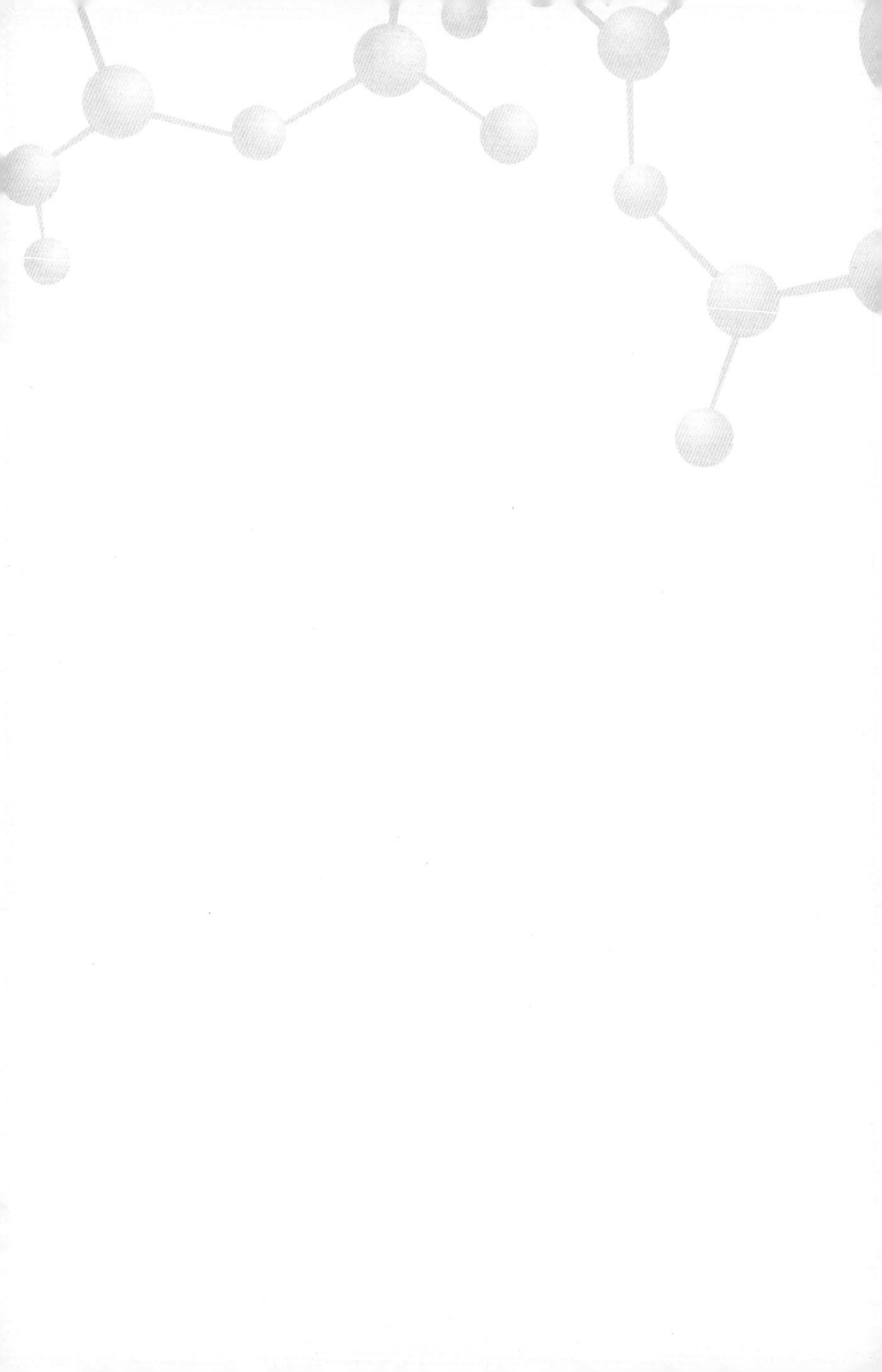

一、癌前病变的定义与分类

（一）胃癌癌前病变的定义

肠型胃癌的发生遵循经典的Correa演变模式，即正常胃黏膜上皮细胞在多种因素刺激下逐渐发生萎缩、肠化生和上皮内瘤变等病理改变，最终形成腺癌。目前胃癌的癌前病变主要包括：萎缩性胃炎、胃腺瘤性息肉、肠上皮化生、异型增生、手术后残胃、胃溃疡等。根据国际共识和临床工作需要，本指南针对的胃癌癌前病变包括慢性萎缩性胃炎、肠上皮化生、异型增生和胃腺瘤性息肉。

（二）慢性萎缩性胃炎

慢性萎缩性胃炎（chronic atrophic gastritis，CAG）也称化生性萎缩性胃炎，除有炎症表现外，还有胃腔固有腺体减少，胃黏膜变薄、胃小凹变浅、胃腺中特化细胞减少等表现。胃黏膜萎缩又可分为生理性萎缩和病理性萎缩，病理性萎缩可再分为非化生性萎缩和化生性萎缩，故CAG也可伴有上皮细胞类型改变。化生性（慢性）萎缩性胃炎有两种主要亚型：自身免疫性化生性萎缩性胃炎（autoimmune metaplastic atrophic gastritis，AMAG）和环境性化生性萎缩性胃炎（environmental metaplastic atrophic gastritis，EMAG）。EMAG主要由环境因素引起，常见病因为HP感染和不良饮食及生活习惯等。大多数幽门螺杆菌菌株携带毒力因子，即细胞毒素相关基因A（CagA），其编码的细菌蛋白可参与胃癌的发生，HP阳性者中80%以上伴有活动性胃炎或CAG。不良饮食及生活习惯包括：吸烟、饮酒、高盐饮食、低纤维饮食、水果和蔬菜摄入少、缺乏锻炼等。AMAG好发于胃体部，病因尚不明确，主要表现为正常的泌酸黏膜被萎缩性和化生性黏膜取代，并可同时伴有胃酸和胃蛋白酶生成减少以及内因子缺乏，故AMAG可能导致恶性贫血（pernicious anemia，PA）发生。AMAG和EMAG的发病机制和临床特征可能不同，但常具相同的组织学特征，且可能重叠发病。萎缩性胃炎的评估常用慢性胃炎分级分期评估系统（operative link for gastritis assessment，OLGA）。无萎缩记0分，轻度萎缩记1分，中度萎缩记2分，重度萎缩记3分。

（三）肠上皮化生

胃黏膜肠上皮化生（Intestinal Metaplasia，IM）是Correa演变的其中一环，是指泌酸区或胃窦部表面上皮、胃小凹上皮和腺上皮被肠上皮所取代。IM常与CAG同时发生，一般最早出现于胃窦和胃体交界处，常见于胃角，并向四周进展。目前对肠上皮化生常用的分类方法是慢性胃炎肠化分级评估系统（operative link on gastric intestinal metaplasia，OLGIM），用以评估胃黏膜肠化生的严重程度。无记0分，轻度记1分，中度记2分，重度记3分。该分期常与OLGA联用评估病情。OLGA和OLGIM分期为Ⅲ期和Ⅳ期者患癌风险显著增加。除此之外，临床上还有两种评估IM的分类方法：①根据受累范围分类：广泛型和局限型；②根据黏蛋白表达分类：Ⅰ型，表达唾液黏蛋白；Ⅱ型，同时表达胃黏蛋白和唾液黏蛋白；Ⅲ型，表达硫黏蛋白，其中Ⅰ型为完全型，Ⅱ、Ⅲ型为不完全型。但应用相对较少。

（四）异型增生

WHO将胃异型增生定义为“有明确的上皮肿瘤性改变，但不伴有间质浸润的证据”。胃黏膜异型增生是直接的癌前病变，旧版指南将CAG和IM归为癌前状态，将异型增生单独归为癌前病变。早年的胃异型增生概念常与胃早期腺癌混淆，“异型增生”和“上皮内瘤变”两术语也一直同时使用，无统一规范。2019年WHO新版分类正式建议统一使用“异型增生”术语，并分为低级别异型增生（low grade dysplasia，LGD）和高级别异型增生（high grade dysplasia，HGD）。2016年的一项基于人群的大样本研究显示，相较于LGD，HGD患者患癌风险可显著升高。异型增生常在CAG或IM的基础之上发病，且与HP感染呈强相关。根据胃上皮异型增生的组织形态学特征，也可将胃黏膜异型增生分为腺瘤性异型增生（Ⅰ型异型增生）和非腺瘤性异型增生（Ⅱ型异型增生）。Ⅰ型异型增生与结肠腺瘤类似，镜下可见杯状细胞和潘氏细胞。而Ⅱ型异型增生则多见胃小凹或幽门型上皮，且可能具备更强的生物学侵袭性。

（五）腺瘤性息肉

胃息肉患者常无明显临床表现，一般在上消化道内镜检查时偶然发现。胃息肉是一组异质性病变，一般可分为腺瘤性息肉（adenomatous polyp）、增生性息肉（hyperplastic polyp）和胃底腺息肉（fundic gland polyp）等。胃底腺息肉和增生性息肉大约占所有胃息肉的90%左右，腺瘤性息肉占6%~10%。腺瘤性息肉也称胃腺瘤，是胃癌癌前病变的一种，通常发生于萎缩的胃黏膜，也可独立发病，我国文献报道腺瘤性息肉恶变概率约为20.8%。此外，腺瘤性息肉还可见于家族性息肉病综合征（FAP）患者，但相对少见。腺瘤性息肉好发于胃窦，少部分见于贲门和胃体。根据病理学特征可分为4类：即肠型、小凹型、幽门腺型和泌酸腺型。其中肠型和小凹型较多见，幽门腺型和泌酸腺型因好发于贲门及胃体部而相对少见。肠型腺瘤是最常见的胃腺瘤，恶变风险也最高，胃腺瘤恶变风险的独立危险因素包括瘤体较大、无蒂生长及表面绒毛状轮廓等，有报道显示直径大于2.0cm的胃腺瘤癌变率高达70.59%。腺瘤性息肉也可同时伴有异型增生，约8.0%胃腺瘤性息肉可见HGD，也可同时伴有胃神经内分泌瘤，但相对异型增生少见。

二、胃癌癌前病变的流行病学

（一）慢性萎缩性胃炎

近年，随着胃镜普及，CAG发病率较高，约占胃镜检查人群的13.8%，在胃癌高发区占28.1%，并随年龄增长发生率随之增高，60岁以上人群几乎可达半数，且有年轻化趋势。2014年中华医学会消化内镜学分会的一项横断面调查纳入包括10个城市、33个中心、共8 892例胃镜检查证实的慢性胃炎患者，结果显示CAG病理诊断率为25.8%，内镜诊断率为17.7%。2016年国内一项研究统计了1989—2014年183 426例经胃镜组织病理学检查的患者CAG检出率为22.43%，男女比例为1：1.40，平均年龄（59.2 ±14.1）岁。韩国一项纳入389例个体队列研究发现胃窦和胃体萎缩发病率分别为42.5%和20.1%。

（二）肠上皮化生

在慢性胃炎中，胃黏膜IM十分常见。根据胃镜活检病理检查统计，胃黏膜IM发生率为10%~23.6%，其发生癌变概率为3%~5%。一般IM发展到轻度异型增生需5~10年，发展成重度异型增生需5~10年。上述8 892例胃镜检查证实，慢性胃炎患者显示IM发病率为23.6%，异型增生发病率为7.3%。

（三）异型增生

胃上皮异型增生作为重要癌前病变之一，不同组织学分级的异型增生，进展为胃癌的风险也存在差异。流行病学资料显示，胃上皮异型增生常见于男性（男：女=2.2：1），但形态表现男女间无明显差别。胃上皮异型增生多见于50岁及以上的患者，该趋势可能与胃部萎缩性病变好发于中老年人相关。研究显示低级别异型增生38%~75%消退，19%~50%持续存在，0%~23%恶变，高级别60%~85%会发生恶变，中位间隔时间为48个月。

（四）腺瘤性息肉

胃腺瘤性息肉约占所有胃上皮息肉的6%~ 10%，绝大部分在胃镜检查中偶然发现，发病率为1.2%~5%。胃腺瘤性息肉多发于胃底、胃体。文献报道男女比例为1：2.4。研究显示，胃窦部腺瘤性息肉癌变风险高，胃底腺瘤性息肉癌变风险低。

三、胃癌癌前病变的危险因素与预防策略

（一）感染因素

1.幽门螺旋杆菌

WHO将幽门螺旋杆菌（Hp）列为人类胃癌第Ⅰ类致癌原。胃癌癌前病变的发生与Hp感染密切相关。CAG发生与Hp感染密切相关，感染Hp后CAG发生风险可增高4倍。即使是在Hp低流行人群（小于10%）中，IM和异型增生的发生也与Hp感染密切相关；在Hp高流行人群（大于60%）中，Hp阳性者中80%以上伴活动性胃炎或CAG。国内研究显示CAG患者的Hp感染率为26.69%。

2.EB病毒

EB病毒与多种恶性肿瘤密切相关，已被WHO认定为Ⅰ类致癌原。在我国，约10%的胃癌与EB病毒

（EBV）相关。有研究表明EB病毒在CAG伴IM黏膜中的表达远高于慢性浅表性胃炎及正常胃黏膜组织，而IM又是胃癌发生的关键环节，因此推测，EB病毒可能主要在胃癌形成早期起作用。肠微生物群和某些特定细菌感染与癌前病变有关，部分胃内微生物群与Hp可产生协同作用。

（二）生活方式

1.饮食因素

饮食因素与胃癌癌前病变发生风险相关。大量食用烤制和炭化动物肉，高盐摄入、盐腌食品和熏制食品会促进癌前病变的发生发展，进而形成胃癌。一项Meta分析表明，长期食用咸肉或高盐饮食的人群IM生发生风险显著升高。韩国一项研究发现高盐饮食是40岁以上人群发生胃癌前病变的高危因素。另有研究发现，伴有IM的CAG患者24小时尿钠排泄量显著升高。高钠饮食可显著升高病变向异型增生和胃癌进展的风险，此种相关性在长期Hp感染人群中更为显著。我国研究表明，高盐饮食是IM、异型增生的高危因素，与远端胃异型增生的相关性尤为显著。此外如长期进食比较粗糙、过冷、过热或长期饮酒，则可能会对胃黏膜造成反复损伤，导致上皮黏膜组织发生病理性改变，从而诱发IM，增加胃癌癌前病变的风险。

2.吸烟

吸烟是胃癌癌前病变的风险因素之一。一项针对美国退伍军人的病例对照研究显示，吸烟是IM发生的独立危险因素。我国西北地区的病例对照研究表明，吸烟是IM的高危因素。国内一项研究也提示吸烟是胃癌前病变发生的独立危险因素。韩国一项研究对无IM患者进行随访，发现吸烟者发生IM的风险显著升高，且吸烟量与IM风险呈正相关，戒烟者IM风险则明显降低。此种剂量相关性在其他研究中也得到了证实。吸烟不仅与胃癌前病变的发生有关，还与病变严重程度相关。长期吸烟者发生重度CAG和IM的风险显著升高。

（三）胆汁反流

胆汁反流是IM发生的危险因素之一，干预胆汁反流可能有益于阻断胃癌前病变的发生、发展。IM患者胃液胆汁酸浓度显著升高，胆汁反流患者IM发生率和腺体萎缩程度也显著升高。临床研究表明，胆汁反流导致IM发生风险显著升高。最近的研究表明，胆汁反流是胃癌及其癌前病变的独立危险因素。另有研究发现，IM患者发生胆汁反流的风险升高。我国一项多中心随机对照研究显示，在CAG、IM、异型增生改善或逆转的同时，胆汁反流也有所改善。由此提示，干预胆汁反流可能有助于胃癌前病变的逆转。

（四）遗传因素

遗传因素在胃癌癌前病变，尤其是胃息肉中起重要作用。有一些肿瘤性息肉的形成与基因突变和遗传因素密切相关，具体机制未明。

（五）环境因素

胃癌癌前病变，尤其是胃息肉产生与环境息息相关。如在环境中水土含硝酸盐较多，微量元素比例失调或化学污染，可直接或间接经饮食途径参与胃息肉发生。其他理化因素如：放射线、苯、多环芳烃等，同样具有增加胃癌癌前病变发生的风险。

（六）种族因素

种族对胃癌癌前病变发生风险的影响各不相同。有研究显示，西班牙裔及中国、韩国、越南和日本裔群体患者IM患病率更高，为12.7%~39.9%。

（七）预防策略

1）通过病因学预防及不良生活方式干预可降低发

病率。对各类危险因素和重点人群，开展健康宣讲、改进不良饮食习惯和方式，对胃癌癌前疾病与病变进行干预，根除Hp是降低胃癌癌前病变发生最有效的预防策略。

2）通过有效筛查、早期发现癌前病变进行监测和及时治疗。采用血清PG、Hp检测、Hp-IgG等初筛，继而有目的的内镜下精查。重点筛查罹患癌前疾病与癌前病变的高危人群。

四、胃癌癌前病变的筛查方法

（一）血清学筛查

胃癌癌前病变多无明显症状，血清学筛查灵敏度较高且无创，具有一定价值。常用包括血清胃蛋白酶原（PG）、胃泌素-17（G-17）、幽门螺杆菌-免疫球蛋白G抗体（Hp-IgG）、MG7等。PG分为PGI和PGII两种类型，PGI主要由胃底腺主细胞分泌，PGII由胃和十二指肠细胞分泌。胃黏膜出现萎缩，胃底腺黏膜丢失，主细胞数量减少，PG水平下降。过程中PGI下降更为明显，因此血清PGI与PGII比值PGR降低，故PGR值也有筛查价值。G17主要由胃窦G细胞分泌，受到胃酸反馈调节。胃体黏膜萎缩，G17会反应性升高。MG7是一种与胃癌相关的特异性单抗，多项文献报道MG7抗原（MG7-Ag）表达水平从非萎缩性胃炎、CAG、IM、异型增生至胃癌逐渐升高，显示其在癌前病变的筛查价值。多项指标联合检测可提高诊断灵敏度和特异度。一些新型标志物（如ctDNA）正在研究中。消化系肿瘤标志物对胃癌癌前病变筛查作用有限。

（二）幽门螺旋杆菌检测

HP感染会引起胃黏膜表面慢性炎症，与胃黏膜萎缩和IM的发生发展有关。因此HP检测是胃癌癌前病变筛查中必不可少的检查。尿素呼气试验操作简单，准确度高且无创，是临床上最受推荐的方法。其他包括组织学或血清HP抗体检测，唾液或粪便HP抗原检测等。

（三）影像学检查

胃癌癌前病变在CT、MR和腹部超声等影像学检查上常无明显阳性征象。超声检查与内镜结合，探头直达胃壁是评估病变深度的有效检查方法。

（四）内镜筛查

内镜检查是胃癌癌前病变最重要的筛查方式，能够直观胃壁并活检。和普通白光内镜相比，高清染色内镜能将染料喷洒至需观察的胃黏膜表面，并进行局部放大，强化了病变组织与周围正常组织对比，显著提高了诊断准确性。一项meta分析显示，高清染色内镜诊断胃癌前状态和上皮内瘤变灵敏度、特异度和AUC值分别为0.9、0.82和0.95，明显优于普通白光内镜。因此，高清染色内镜观察下的病理活检是检测胃黏膜癌前状态或癌前病变最有效方法。建议使用普通白光内镜进行初筛，对可疑病变使用高清染色内镜详查。

高清染色内镜分为化学染色内镜和电子染色内镜。电子染色技术包括窄带成像技术（NBI）、内镜电子分光图像处理（FICE）、放大内镜、蓝光成像等。对高危患者，应充分结合高清化学染色、电子染色、放大内镜等技术进行针对性检查。要明确病变性质（胃黏膜萎缩、肠化生、低或高级别上皮内瘤变）和范围，对有明确边界，且表面腺管开口形态和微血管形态存在异常的低级别上皮内瘤变要警惕病变进展可能，建议行诊断性ESD切除。

我们建议年龄45岁及以上，且符合下列任一条件者应定期进行胃镜筛查。

（1）长期居住于胃癌高发区。

（2）Hp感染。

（3）既往患有慢性萎缩性胃炎、胃溃疡、胃息肉、手术后残胃、肥厚性胃炎、恶性贫血等胃癌前疾病。

（4）一级亲属有胃癌病史。

（5）存在胃癌其他高危因素（高盐、腌制饮食、吸烟、重度饮酒等）。

（五）液体活检

液体活检是近年发展起来的新兴无创检测手段，主要检测对象包括循环肿瘤细胞（CTC）、循环肿瘤DNA（ctDNA）、外泌体（exosome）和微小RNA（microRNA，miRNA）等。通过分析这些实体瘤或转移瘤释放到外周循环中的肿瘤成分，为肿瘤早期诊断、评估疗效、检测残余病灶、预测肿瘤复发、指导用药及评估预后等提供参考。有文献报道循环miRNA-196a能区分癌前病变、低级别上皮内瘤变、高级别上皮内瘤变和早期胃癌患者与健康对照组，为液体活检在癌前病变的筛查价值提供了证据支持。考虑到癌前病变存在持续进展风险，建议将液体活检与其他检测手段联用。随着技术进步，非血液来源（唾液、胃液、胃洗液和尿液等）的液体活检应用越来越多，使这一技术更适用于普遍筛查。

（六）胃癌癌前病变的病理检查

1. 活检标本的病理检查

（1）组织学诊断

① 炎性病变：a. 炎性肉芽组织。b. 呈胃溃疡改变。c. 慢性萎缩性胃炎（可以写明程度）。d. 慢性非萎缩性炎。e. 活动性炎（可以写明程度）。f. 肉芽肿性炎。g. 是否可见幽门螺杆菌。

② 化生与异位：肠上皮化生、胰腺化生、胰腺异位等。

③ 息肉：a. 胃底腺息肉、增生性息肉、Peutz-Jeghers 息肉等。b. 小凹型腺瘤、肠型腺瘤、幽门腺腺瘤、泌酸腺腺瘤等。

④ 肿瘤性病变：a. 伴低级别上皮内瘤变（或伴轻度异型增生、中度异型增生）。b. 伴高级别上皮内瘤变（或伴重度异型增生）。c. 腺癌，需要写明分化程度（高分化/中分化/低分化）、组织学类型及可能的特殊类型、可能的 Lauren 分型（肠型/弥漫型/混合型/不确定型）。d. 需要注意维也纳分类中的“不确定性异型增生”并非病理的最终诊断，应尽量避免该术语的使用。

（2）辅助诊断

① 免疫组化：a.难以判断是否为肿瘤性病变时，可使用P53、Ki-67免疫组化染色辅助诊断，但需注意免疫组化染色的局限性。b.对于明确为腺癌的病例，可以检测相关特殊亚型的标志（如MLH1、MSH2、PMS2、MSH6、AFP、SALL4等，以及EBER原位杂交）及临床治疗相关标志物（如HER2、PD-L1、CD8等）。c.目前而言，对于癌前病变使用免疫组化进行替代分子分型意义尚不明确，使用MUC2、MUC5AC、MUC6、CD10等标记进行黏液表型分型是否有预后意义也存在争议。

② 特殊染色：a.对于肠化生可行AB/PAS染色明确肠化类型（完全型、不完全型）。b.必要时可行银染色确认幽门螺杆菌。

2. ESD标本的病理检查

（1）组织学诊断

① 病变性质：a.低级别上皮内瘤变。b.高级别上皮内瘤变。c.浸润性腺癌，包括分化程度、组织学类型及可能的特殊类型、可能的Lauren分型、浸润层次（是否累及黏膜肌层、是否累及黏膜下层）。

② 对于黏膜切除病变，除了报告背景黏膜有无炎

症、化生等病变及病变程度，还应报告出有无溃疡及瘢痕形成。

③ 标本切缘状态：侧切缘及基底切缘有无癌/癌前病变累及，或紧邻切缘时距离切缘的镜下距离。

④ 如果为浸润性癌，需要报告浸润灶的范围、浸润深度的具体距离和sm分级、浸润灶距离基底切缘的距离、有无脉管侵犯等内容。

（2）辅助诊断

除了上述提及的免疫组化标记外，对于明确为腺癌的病例，可以补充CD31和D2-40辅助诊断脉管瘤栓的情况。

五、胃癌癌前病变的随访与治疗原则

（一）幽门螺旋杆菌治疗

根除Hp可显著改善Hp胃炎患者胃黏膜炎症，延缓或阻止胃黏膜萎缩、IM的发生和发展，在部分患者可逆转萎缩，甚至可能逆转IM，降低胃癌发生风险。Hp根除后胃增生性息肉可缩小或消失，根除Hp是胃增生性息肉的优选治疗。Hp阳性的早期胃癌行ESD术后仍有发生异时性胃癌风险，应尽早接受Hp根除治疗。

随着全球范围内Hp对克拉霉素、左氧氟沙星和甲硝唑耐药率的上升，经典三联方案已被淘汰，非铋剂四联方案已过时，铋剂四联已成为最主要的根除方案。铋剂可在较大程度上克服Hp对克拉霉素、左氧氟沙星和甲硝唑的耐药性。我国目前推荐铋剂四联方案作为Hp感染者的初次和再次治疗。除质子泵抑制剂（PPI）和铋剂之外，可用以下抗菌药物组合（排序不分先后）：阿莫西林联合克拉霉素、阿莫西林联合左氧氟沙星、四环素联合甲硝唑、阿莫西林联合甲硝唑、阿莫西林联合四环素。

大剂量二联方案指含双倍剂量PPI和每日不少于3 g（分3次或以上给予）阿莫西林方案，疗程14天。在Hp感染者初次和再次治疗中，铋剂四联和大剂量二联方案均为可选的治疗方案。与四联疗法相比，二联疗法不良反应明显更低，作为一种简单且有较低耐药率的方案，或可用于一线或拯救性治疗。二联方案对抑酸强度的要求也更高。胃酸分泌被抑制越充分，阿莫西林抗菌疗效越高。因此，临床应选用更高抑酸效果的抑酸药物用于该方案。

对治疗失败者的患者，建议使用药物敏感性检测指导下的个体化根除治疗方案。

（二）内镜治疗

内镜下切除包括内镜下黏膜切除术（endoscopic mucosal resection，EMR）和内镜黏膜下剥离术（endoscopic submucosal dissection，ESD），已在我国广泛应用。根据《中国整合胃癌前病变临床管理指南》，高级别异型增生及部分有可见病变的低级别异型增生需进行内镜治疗。高级别异型增生进展为胃癌风险高达60%~85%，中位时间约为4~48个月。而低级别异型增生内镜活检病理与内镜切除术后病理不一致率高达28.5%，25%低级别异型增生内镜切除术后病理升级，16.7%升级为高级别异型增生，6.9%升级为胃癌。低级别异型增生术后病理诊断升级危险因素：①胃镜：病灶不小于10 mm，表面黏膜发红、呈结节样、中央凹陷、表面糜烂或溃疡，位于胃上部1/3；NBI-ME表现病变有明显的边界，表面微结构中的腺管开口形态和（或）微血管形态异常；②病理：病灶内见绒毛管状或绒毛组织，MUC6阳性；③血清学：Hp-CagA阳性，PGⅠ、PGR降低，G-17升高；④其他：年龄大于45岁、有胃癌家族史、胃癌高发区人群、残胃等。对内镜可见病灶的低级别异型增生、高级别异型增生或癌变者，均应治疗和随访；对内镜未见明确病变而随机活检提示异型增生者，尽快行高清内镜或染色内镜再评估，如仍未见病变，可定期内镜监测。

（三）外科手术治疗

对内镜下无法处理的癌前病变（如病变广泛、巨大息肉样病变及内镜下治疗后易出现狭窄等情况）可考虑外科手术，手术优选腹腔镜下胃部分切除、保留功能的胃大部切除。外科手术常用于内镜下治疗后严重并发症的处理。根据《早期胃癌内镜下规范化切除的专家共识意见（2018，北京）》，需外科处理的情况为：内镜切除术中出血分级（endoscopic resection bleeding，ERB）、uncontrolled级（ERB-unc，术中出血内镜下无法控制）及固有肌层损伤分级（muscularis propria injury，MPI）、pb级（固有肌层穿破，内镜下无法处理）。

（四）随访监测原则

1.慢性萎缩性胃炎

一项纳入7 436例胃镜检查者队列研究显示，根据OLGA分期，0期检查者及Ⅰ期、Ⅱ期、Ⅲ期、Ⅳ期CAG患者发生肿瘤的发病率分别为0.03、0.34、1.48、19.1和41.2每千人年。针对Ⅰ期及Ⅱ期CAG患者，癌变风险相对较低，推荐每3年一次胃镜筛查，若年龄大于45岁，或合并胃癌家族史者，建议每1~2年复查胃镜。对Ⅲ期及Ⅳ期患者，肿瘤发生风险显著增加，建议每1~2年定期复查胃镜，合并胃癌家族史者需密切监测。胃镜检查同时，注意Hp感染监测。

2.肠上皮化生

IM严重程度与肿瘤发生具相关性。有研究指出IM胃癌5年累计发病率达5.3%~9.8%。根据OLGIM分期，Ⅲ/Ⅳ期IM癌变风险较高，建议每1~2年定期复查胃镜；Ⅰ/Ⅱ期轻中度IM，可每2~3年定期复查胃镜。复查时注意监测Hp感染情况。合并有胃癌家族史者应密切监测。

3.异型增生

根据国内外多项指南及研究，对内镜下治疗的异型增生，复发或进展为肿瘤者约为10%~20%，风险较大。建议内镜治疗后3~6个月复查胃镜，若无明显病变，按黏膜萎缩或肠化状态定期复查。对低级别异型增生，边界清晰且未经治疗者，每6个月复查高清染色内镜，择期行内镜下治疗；若边界不清，建议每年定期行内镜检查，以明确病变进展程度。

4.腺瘤性息肉

腺瘤性息肉具恶变潜能，一经发现应在内镜下切除。在发现并切除腺瘤性胃息肉后1年，应行胃镜监测，评估原切除部位有无复发，同时检查有无新发或之前遗漏的息肉，并确认Hp感染情况。由于缺乏长期随访评估数据，在长期随访策略上目前尚无统一意见。建议具Ⅲ/Ⅳ期CAG或IM、胃癌家族史、胃癌高发区、家族性腺瘤性息肉病（FAP）等胃癌风险因素的患者，每年定期复查胃镜。

第四章

宫颈癌

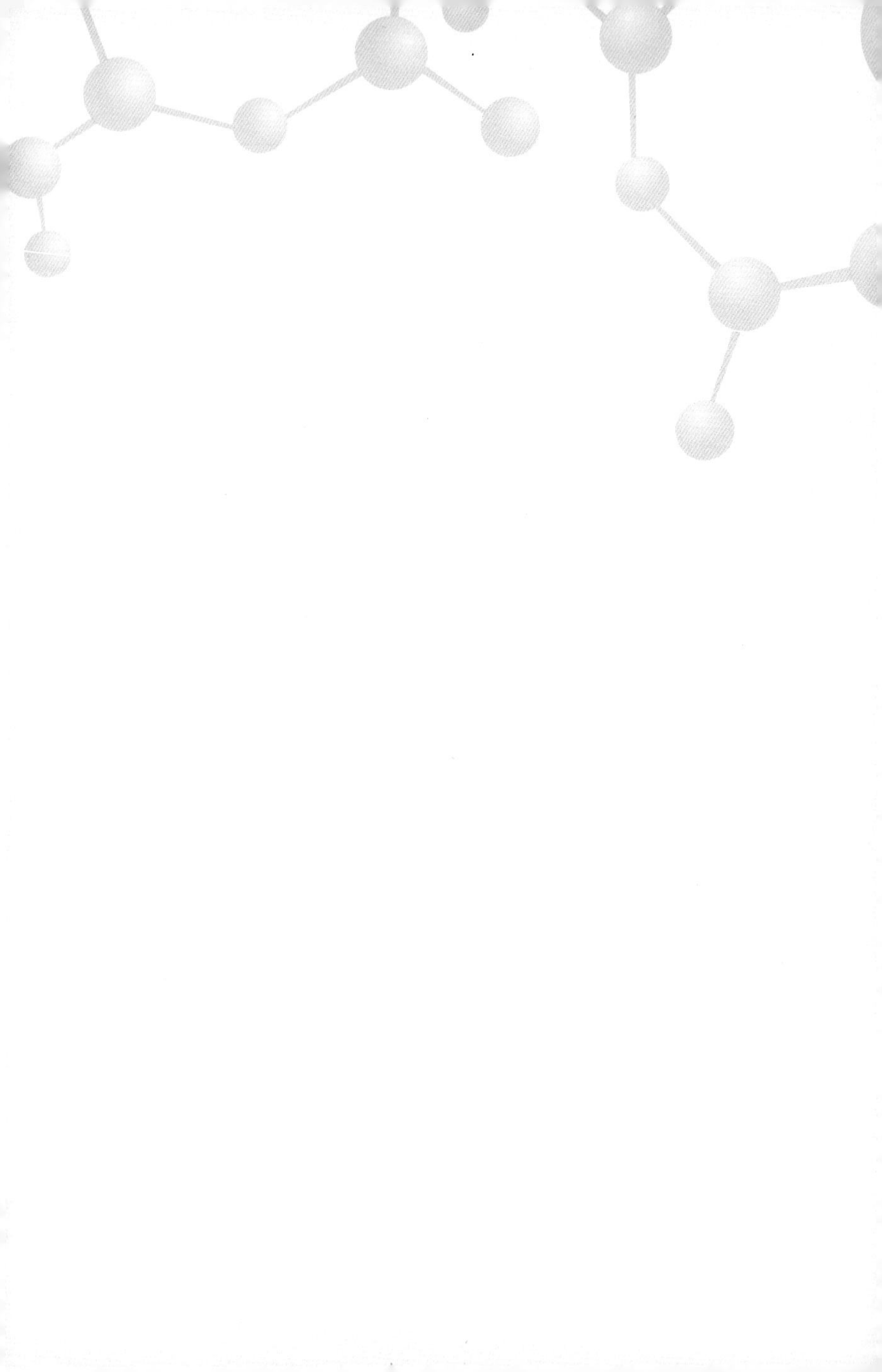

宫颈癌是一种病因明确、可防可筛的癌症，但是，宫颈癌在全球的女性恶性肿瘤发生率及相关死亡率均排在第四位。高危型人乳头瘤病毒（HPV）持续感染是宫颈癌及其癌前病变的病因，癌前病变进展为浸润癌需经历长期过程，因此，在应用HPV疫苗实现宫颈癌一级预防基础上，筛查癌前病变并规范治疗是宫颈癌重要的二级预防。

一、宫颈癌癌前病变的定义与分类

宫颈癌癌前病变是指具有癌变潜能的宫颈上皮内病变，长期存在即有可能转变为宫颈癌。宫颈癌癌前病变的定义与分类一直在动态调整，逐渐精准。1967年Richart提出宫颈癌的发生是从轻度非典型增生到宫颈癌的一个连续发展过程，并使用“宫颈上皮内瘤变（cervical intraepithelial neoplasia，CIN）”这一概念，根据细胞异常程度和累及范围将CIN分为CIN 1、CIN 2、CIN 3。到20世纪80年代末，对HPV感染与CIN发生的关系认知更加深入，一类为HPV瞬时活跃复制，被HPV感染的鳞状上皮依然保持自身分化能力，宿主细胞未进入癌变或癌前病变状态；另一类为高危型HPV持续性感染，并整合到宿主细胞，病毒基因过表达，上皮细胞核异型性明显，分裂像增多，随时间推移具有恶性转化的风险，这类HPV感染才是导致癌前病变或宫颈癌的致病因素。2014年WHO对宫颈上皮内病变进行二级分类：即低级别鳞状上皮内病变（low-grade squamous intraepithelial lesions，LSIL）和高级别鳞状上皮内病变（high-grade squamous intraepithelial lesions，HSIL），其中LSIL即CIN1，基底细胞样形态和核分裂活跃局限在上皮的下1/3层，上2/3层细胞有中等或丰富的细胞质，可见挖空细胞，p16蛋白染色阴性或在上皮内散在阳性，因其进展为癌的相关风险低，不属于宫颈癌前病变。

宫颈癌常见病理类型为鳞癌（占70%~85%）和腺癌（占20%~25%），其癌前病变也有所差异。鳞癌的癌前病变为HSIL，包括CIN2、CIN3；宫颈腺癌的癌前病变指宫颈原位腺癌（adenocarcinoma in situ，AIS）。

二、宫颈癌癌前病变的流行病学

宫颈HSIL患病率0.15%，其中25~29岁年轻女性占比最高，达0.81%。我国人群宫颈HSIL常见的HPV亚型为16、18、31、33、52、58，由于我国地域辽阔，不同地区宫颈癌前病变HPV流行情况略有差异。AIS发病中位年龄为30~39岁，多数无症状，少数患者出现异常阴道出血。AIS病变多位于宫颈管内，部分病变呈多中心或跳跃性特征。引起AIS最常见的HPV亚型包括16、18、45，占93%~94%。46%~72%的AIS与鳞状上皮内病变合并存在，最多见的是CIN3。

三、宫颈癌癌前病变的危险因素与预防策略

宫颈癌前病变和宫颈癌通常由高危型HPV感染引起，尤其是HPV16型和18型可致70%以上宫颈癌。除此之外，其他危险因素协同作用可促进HPV持续感染并进展为宫颈癌前病变甚至宫颈癌。

（一）感染因素

HPV是一种无包膜的双链DNA病毒。已发现和鉴定的HPV有200多种型别，其中50多种与生殖道感染有关，根据致癌性强弱分为高危型和低危型。大量研究结果已明确，HPV16、18、31、33、35、39、45、51、52、56、58、59、68亚型为高危型HPV，与宫颈、外阴、阴道、肛门及阴茎癌癌前病变和恶性肿瘤发病相关。低危型HPV包括6、11、40、42、43、44、54等亚型，主要与LSIL和生殖器疣有关。

（二）生活方式

性生活过早、性伴侣过多或配偶性伴侣过多、多孕

多产、阴道菌群失调、机体免疫功能低下、感染HIV、曾接受器官移植、患免疫性疾病等，均会致机体更易感染HPV。吸烟、饮酒、长期口服避孕药、营养不良、卫生习惯差及保健意识缺乏等，均会增加HPV易感性。

（三）遗传因素

除HPV感染，宫颈癌还具一定遗传易感性，其患者的姐妹或女儿患病率比常人高2~3倍。

（四）社会因素

受教育程度较低、社会经济水平较低、不愿主动接受筛查等女性，患宫颈癌风险更高。

（五）预防策略

对宫颈癌前病变的预防，应从病因入手，主要措施如下。

1.一级预防

接种HPV疫苗，减少HPV感染。目前，HPV二价、四价和九价疫苗均已在我国上市。早接种人群相对获益最大，推荐将9~14岁女孩作为首要接种对象，二价及四价疫苗至少可以预防70%~84.5%的宫颈癌，九价疫苗则可以预防约92%的宫颈癌。值得注意的是，HPV疫苗尚未覆盖所有致病高危型，而且某些特殊病理类型宫颈癌为非HPV相关宫颈癌，所以，接种HPV疫苗后仍应坚持宫颈癌筛查。

2.科普教育

加强青少年性卫生咨询与健康教育，重视婚前健康检查与指导等。

3.培养良好生活习惯

均衡膳食，加强身体锻炼，避免熬夜，正确使用避孕套等。

四、宫颈癌癌前病变的筛查与诊断方法

宫颈癌癌前病变一般无自觉临床症状，筛查是唯一及时发现癌前病变的方法。筛查方式包括基于公共卫生项目的社区筛查及妇女主动的机会性筛查。

（一）筛查与诊断常用技术

1.高危型HPV检测

1983年豪森发现HPV与宫颈癌相关，从病因学角度，可通过HPV检测进行宫颈癌筛查，即通过杂交捕获、酶切信号放大法及荧光定量PCR等分子生物学方法进行HPV DNA或E6/E7 mRNA检测。对高危型HPV病毒载量进行半定量分析，即HC2法，为最早获得FDA认证的HPV检测方法，随着研究深入发现不同HPV高危

亚型的致癌风险不同，HPV分型检测方法被普遍应用。HPV检测敏感性高，客观性及可重复性强，使CIN2+的检出率提高25%。2014年4月美国FDA批准HPV-DNA检测技术可用于25岁以上女性宫颈癌初筛。

2. 细胞学

20世纪40年代传统巴氏涂片（Pap smear）成为最早被采用的宫颈癌细胞学筛查技术，该方法是采集宫颈脱落细胞，涂片染色后在显微镜下观察细胞形态并进行细胞学分类诊断。经历了半个多世纪，细胞学筛查使宫颈癌死亡率下降50%~70%，但传统巴氏涂片灵敏度仅为30%~40%。20世纪90年代液基细胞学检查（TCT）技术改进了取材和制片技术，灵敏度达到53%~81%，特异度高于90%，目前我国已经普遍采用TCT技术进行细胞学筛查，报告采用国际通行的2014年版更新的细胞学Bethesda报告系统（TBS），包括：未见上皮内病变细胞或恶性细胞（negative for intraepithelial lesion or malignancy，NILM）、非典型鳞状细胞-不能明确意义（atypical squamous cells - undetermined significance，ASC-US）、非典型鳞状细胞不除外高级别鳞状上皮内病变（atypical squamous cells -a high grade squamous intraepithelial lesion cannot be excluded，ASC-H）、低级别鳞状上皮内病变（low-grade squamous intraepithelial lesion，LSIL）、高级别鳞状上皮内病变（high-grade squamous intraepithelial lesion，HSIL）、宫颈鳞状细胞癌（squamous cell carcinoma，SCC）、非典型腺细胞（atypical glandular cells，AGC）、非典型腺细胞倾向于肿瘤（atypical endocervical cells，favor neoplastic，AGC-FN）、子宫颈管原位腺癌（adenocarcinoma in situ，AIS）和腺癌（adenocarcinoma）。TBS报告系统使质量控制规范化、均质化。

3.阴道镜

20世纪20年代Hans Hinselmann首次报道阴道镜的应用。阴道镜常用于HPV/TCT初筛有异常者，当筛查异常或阳性时，建议转诊阴道镜检查。宫颈病变为灶性病变，准确发现取材部位，对后续病理确诊、减少漏诊风险至关重要。阴道镜通过光学或电子技术放大观察，并结合传统醋酸试验和碘试验更精准地发现宫颈、阴道、外阴的可疑病变区域，如有需要指导活检或治疗。

醋酸试验：将5%醋酸溶液涂抹宫颈，醋酸可使宫颈上皮细胞内核蛋白和角蛋白出现可逆性凝固，表现为暂时不透明，阴道镜光源下病变呈现白色变化，通常病变越重，醋酸白越明显。

碘试验：将复方碘溶液涂抹宫颈，正常上皮含丰富糖原，涂碘后可着色，上皮异常时涂碘不着色。

另外，醋酸/碘染色后肉眼观察（VIA/VILI）操作简单易行且价格低廉，在医疗资源不足时曾作为宫颈癌筛查方法，但灵敏度低，漏诊率高，2021年我国不再将该法单独用于宫颈癌初筛，而主要用于辅助阴道镜检查。

4.活检和组织病理学诊断

阴道镜下活检指对宫颈异常区最严重病变取材并送组织病理学检查，是癌前病变的确诊方法，也是“金标准”。对细胞学筛查结果为高级别异常者即使阴道镜下未见明显病变，也要在宫颈四个象限鳞柱交界部（squamo-columnar junction，SCJ）进行随机活检，必要时搔刮宫颈管（妊娠期除外），以提高癌前病变检出率。

5.宫颈癌筛查新技术

21世纪以来，分子生物学技术和生物标记物检测的发展推动了宫颈癌筛查、分流等新技术不断涌现，如p16/Ki67双免疫细胞化学染色、宫颈癌基因甲基化检测、HPV整合高通量测序及AI辅助宫颈癌筛查等，很大程度上提高了筛查准确性，但尚需在前瞻性大规模人群中验证。

（二）筛查方案与流程

宫颈癌筛查三阶梯是宫颈癌及癌前病变早期筛查与诊断的标准方案，一阶梯是基于高危型HPV、细胞学等技术的初筛；二阶梯是转诊阴道镜检查；三阶梯是组织病理学确诊。随着对疾病认识及检测技术进步，每个阶梯具体方案有所调整，逐渐优化。

1.基于高危型HPV和细胞学的筛查

筛查方案的建立需整合我国公共卫生经济、筛查技术效能和公众接受度等多方面因素。

（1）筛查起始：推荐起始年龄为25岁。

（2）筛查终止：65岁以上女性过去10年筛查结果阴性（每3年1次连续3次细胞学检查无异常或每5年1次连续两次联合筛查结果阴性），且无宫颈上皮内瘤变（CIN）病史，则可以终止筛查。

（3）推荐筛查方案：25~29岁，推荐细胞学筛查（3年1次）；30~64岁，推荐HPV DNA检测初筛（5年1次）、可选择HPV和细胞学联合筛查（5年1次）或细胞学筛查（3年1次）。

2.阴道镜检查

阴道镜检查作为宫颈癌筛查的二阶梯，主要检查目的是在阴道镜下获得准确活检，避免漏诊。同时阴道镜可指导子宫颈癌前病变治疗并可参与治疗后随访。

（1）适应证

①异常或不确定的宫颈癌一阶梯筛查结果。

②症状或体征提示可疑宫颈癌、下生殖道异常出血、反复性交后出血或不明原因阴道排液。

③下生殖道癌前病变治疗后随访。

（2）禁忌证

阴道镜检查没有绝对禁忌证。急性下生殖道感染可能会影响阴道镜检查准确性，建议治疗感染后再行阴道镜检查。无特殊情况不建议在月经期进行。

阴道镜检查报告描述应参照2011年国际子宫颈病理与阴道镜联盟（International Federation for Cervical Pathology and Colposcopy，IFCPC）推荐的子宫颈阴道镜检查术语。除描述病变部位、范围和拟诊程度等，识别子宫颈转化区（transformation zone，TZ）是镜下观察的重点，转化区共分为3种类型：1型转化区（TZ1），SCJ位于子宫颈外口或子宫颈外部，完全可见；2型转化区（TZ2），SCJ有部分位于子宫颈管内，但通过工具暴露后全部可见；3型转化区（TZ3），SCJ位于子宫颈管内，仅部分可见或完全不可见。

3.组织病理学诊断

病理是宫颈癌筛查的三阶梯确诊方法。活检标本在4%中性甲醛溶液中固定后送检，经HE染色后显微镜下观察病理形态特征。其中CIN2诊断重复性差，可借助p16、Ki67免疫组化染色辅助诊断。活检后病理与临床特征不一致时，可以知情选择诊断性宫颈锥切术进行病理确诊。

五、宫颈癌癌前病变的治疗原则与随访

经TCT/HPV初筛—阴道镜诊断—组织病理证实的宫颈HSIL以及AIS患者应进行积极干预。治疗方案选择应整合分析患者年龄、生育要求、病变组织病理学类型、阴道镜下转化区类型、患者随访条件以及治疗者经验等多方面因素，治疗应遵循个体化原则。

（一）宫颈HSIL治疗

目前常用治疗方法包括宫颈锥形切除术和宫颈消融治疗。全子宫切除术不应作为宫颈HSIL常规首选治疗方法。

1.宫颈切除性治疗

宫颈切除性治疗主要指宫颈锥切术，在去除病灶同

时，可获得较为完整的组织标本，进一步明确组织病理学诊断，及时发现早期或隐匿性宫颈癌，同时，病理要给予切缘状态描述，包括内切缘，即子宫颈管内口处切缘；外切缘，即子宫颈阴道部切缘；基底侧切缘，即子宫颈纤维间质离断面切缘。内切缘及基底切缘阳性者病变残留风险明显高于外切缘阳性者。

（1）适应证

适用于组织病理学诊断 HSIL 和 AIS。由于 CIN3 和 AIS 进展为浸润癌的风险较高，首选切除性治疗。

（2）手术方式

①冷刀锥切术（cold knife conization，CKC）。

②宫颈环形电切除术（loop electrosurgical excision procedure，LEEP）或者转化区大环形切除术（large - loop excision of the transformation zone，LLETZ）。

③激光锥切术。

④针状电极锥切术等。

国内以 LEEP 和 CKC 两种术式最为普遍。

（3）切除范围

依据阴道镜评估病变分布区域及面积、转化区类型，并结合年龄、生育要求、宫颈长度等。关于切除深度，1

型转化区（TZ1）建议7~10 mm；2型转化区（TZ2）为10~15 mm；3型转化区（TZ3）应达15~25 mm，以减少宫颈管切缘阳性率。由于病变累及腺体的深度通常不超过5 mm，故切除组织厚度建议不超过7 mm。

（4）妊娠影响

宫颈长度一般约为30 mm，锥切范围过大，可能导致宫颈机能不全而增加流产风险。对于年轻有生育要求的患者，锥切时切除过大导致宫颈机能不全的危害远远高于病变残留的危害，因此术前应进行标准详细的阴道镜评估，采用个性化的切除方法，慎重选择对宫颈机能影响较大的冷刀锥切术。产科孕前检查时，利用超声或核磁共振评估宫颈长度，必要时妊娠后可以择期或有流产迹象时行宫颈环扎术。

2. 宫颈消融性治疗

消融性治疗主要包括冷冻、激光、电凝、冷凝治疗等。具有简单易操作，无须麻醉或局麻，治疗成本低，效果较好，并发症较少，尤其对女性生育能力影响较小等优势。消融治疗的弊端是无组织标本可送病理，无法进一步明确病变性质，因此选择宫颈消融术前应组织学诊断排除浸润性病变及AIS，并严格把握适应证。

（1）适应证

①转化区和病灶完全可见。

②宫颈管内无组织学证实的高级别上皮内病变。

③全部病变在可治疗范围内。

（2）禁忌证

①阴道镜检查不充分。

②病灶超过宫颈表面积的75%，向颈管延伸。

③细胞学、阴道镜或组织病理可疑浸润癌。

④腺上皮病变。

⑤既往 HSIL 治疗史。

⑥妊娠期及急性炎症期。

3.特殊人群HSIL治疗

1）妊娠期伴 HSIL，排除宫颈浸润癌，每隔 12 周复查细胞学及阴道镜，产后 6~8 周复查。

2）对年轻有生育能力且有生育要求的 CIN2 患者，如阴道镜下 SCJ 及病灶完全可见，并且患者具备随访条件时，可选择随访观察。随访两年，如任一时间出现 CIN3 或 CIN2 持续两年，建议手术治疗。

（二）宫颈原位腺癌（AIS）的治疗

宫颈原位腺癌较HSIL有更高风险，治疗更积极。

对活检组织病理学拟诊AIS应行宫颈诊断性锥切术，尽可能保持切除标本完整性，并建议行残余宫颈勺搔刮。

一旦经诊断性锥切术后除外浸润癌、确诊为AIS，后续补充治疗：①如无生育要求，建议行全子宫切除术；若切缘阳性，经评估无法再次进行锥切术诊断时，取得患者知情同意后可行全子宫切除术或改良广泛子宫切除术；②如有生育要求，若切缘阴性，并能严密随访者，可选择锥切后随诊，但应充分告知患者部分病变呈多中心或跳跃可能，即使切除标本边缘无病变，也不能完全排除AIS病变持续存在可能性，知情选择；对经多次切除术后仍不能达切缘阴性者，建议筋膜外宫颈切除术或放弃保留生育功能。

（三）随访原则

1.宫颈 HSIL切除性治疗后的随访管理

1）无论切缘状态如何，首次复查推荐治疗6个月后行基于HPV的检测。检测阴性者，间隔12个月再次行基于HPV的检测。连续3次阴性，间隔3年复查，随访应持续至少25年。超过65岁且已完成25年的随访，只要健康条件允许可继续接受每3年一次的随访。HPV检测阳性者，需转诊阴道镜检查。

2）年龄大于50岁且内切缘阳性者，优先选择再次宫颈锥切术；

3）随访过程中如组织学证实有HSIL病灶残留，但再次锥切术操作困难，可接受全子宫切除术。

2.AIS宫颈切除性治疗后保留生育功能的随访管理

1）切除性标本切缘阴性者，推荐治疗后间隔6个月细胞学联合HPV检测、阴道镜和颈管取样评估，至少持续3年，然后每年1次，持续至少两年。对连续5年随访结果均为阴性者，可接受每3年1次无限期筛查随访。

2）AIS切除性标本切缘阳性者，必须再次实施切除性手术以期获得阴性切缘。对重复切除后切缘仍阳性者，建议筋膜外宫颈切除术或放弃保留生育管理。

3）分娩后如仍坚持保留生育的愿望，且随访期间HPV检测等结果持续阴性，可继续监测。如果确诊再次复阳，优先选择子宫切除。

3.AIS子宫切除术后的随访管理

建议术后两年内每6个月随访1次，进行HPV联合细胞学及影像学检查，若结果异常则转诊阴道镜，若结果均为阴性，术后两年后每年1次随访，至少坚持随访20~25年。

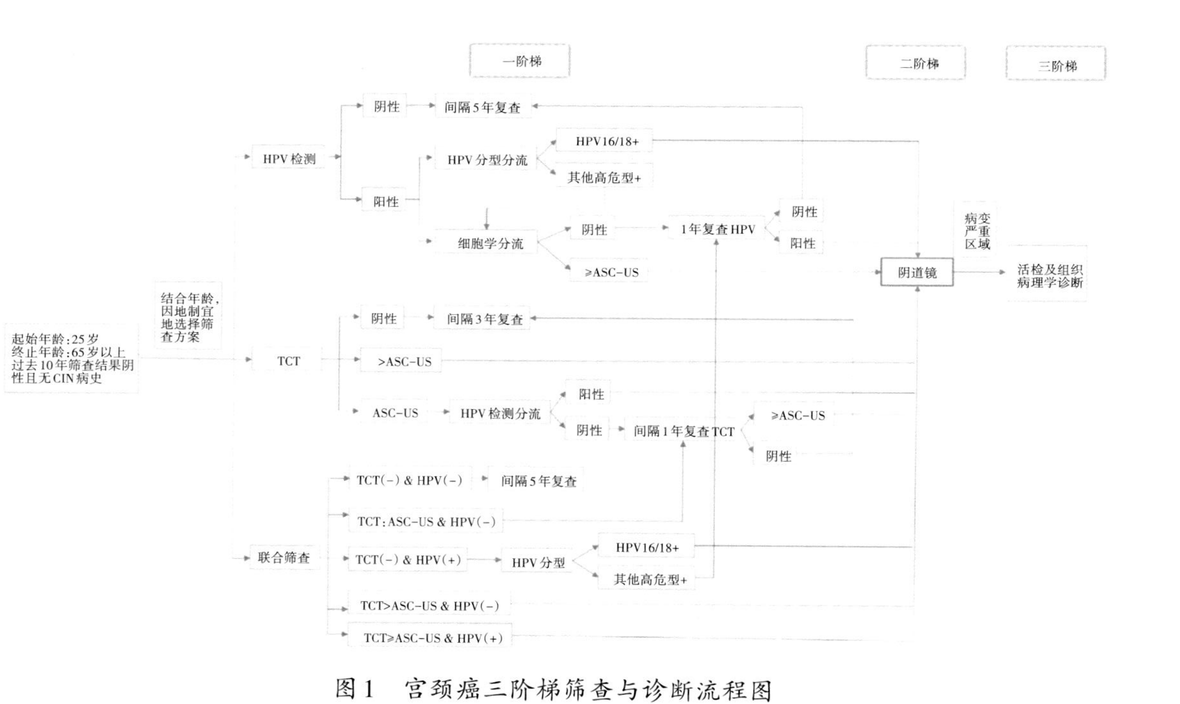

图1　宫颈癌三阶梯筛查与诊断流程图

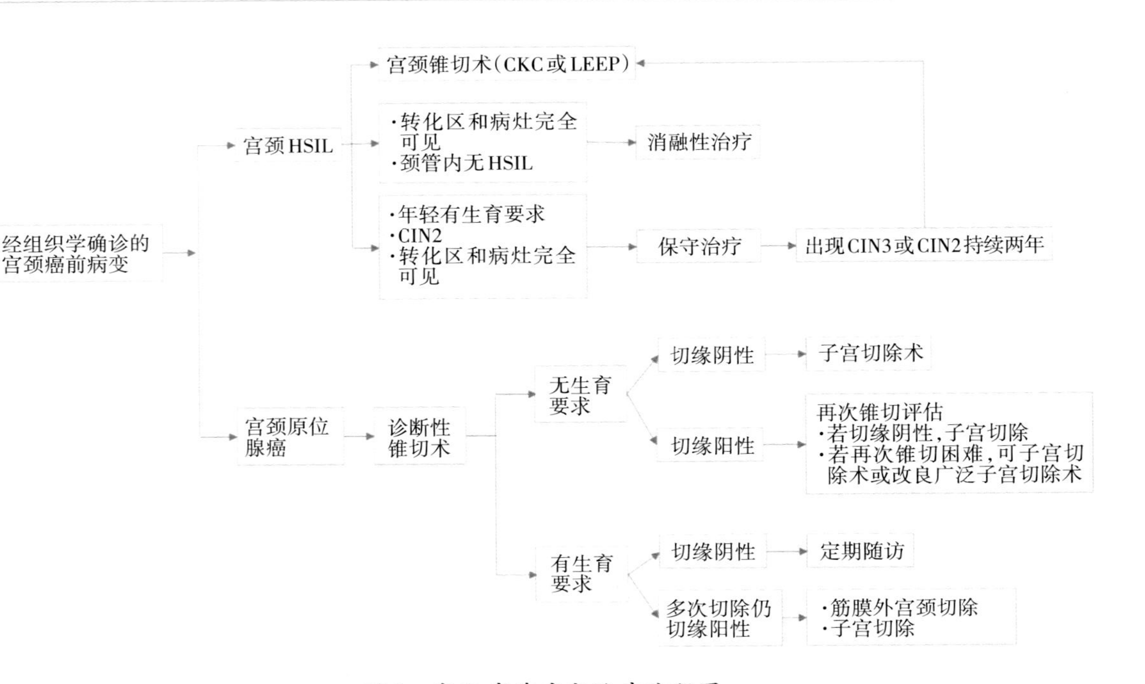

图2 宫颈癌前病变治疗流程图

第五章

结直肠癌

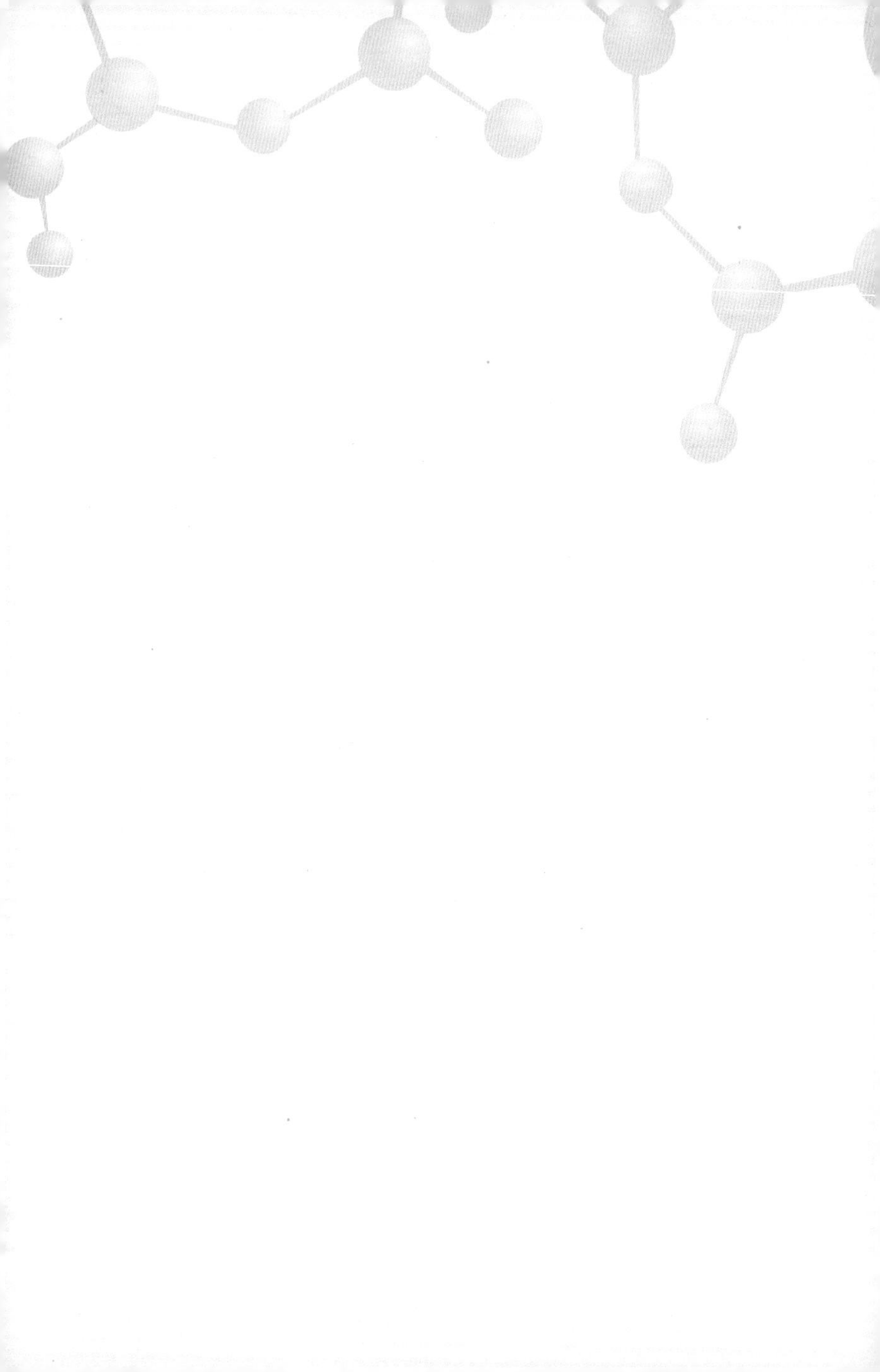

一、结直肠癌癌前病变的定义与分类

（一）癌前病变的定义

CRC癌前病变是指被证实与CRC发生密切相关的病理变化，主要包括结直肠腺瘤、炎症性肠病（inflammatory bowel disease，IBD）和遗传综合征，癌前病变的管理对CRC预防及早诊早治至关重要。

（二）结直肠腺瘤

结直肠腺瘤是结直肠癌最常见的癌前病变，大多数结直肠癌由传统腺瘤（包括管状腺瘤、绒毛状腺瘤和管状绒毛状混合腺瘤）经过经典的腺瘤—癌途径发生。

（三）炎症性肠病

IBD是一类慢性非特异性肠道炎症性疾病，溃疡性结肠炎（ulcerative colitis，UC）和克罗恩病（Crohn's disease，CD）是最常见的两种形式。

（四）遗传综合征

遗传综合征是由于可遗传的基因突变导致的一类疾病，通常包括林奇综合征（Lynch syndrome，LS）、家族性腺瘤性息肉病（familial adenomatous polyposis，FAP）、MUTYH相关性息肉病（MUTYH-associated polyposis，MAP）、Peutz-Jeghers综合征（Peutz-Jeghers syndrome，

PJS）和幼年性息肉病（juvenile polyp syndrome，JPS）。

二、结直肠癌癌前病变的流行病学

（一）结直肠腺瘤

几乎所有散发性CRC癌前病变都是结直肠腺瘤，这些典型的无症状癌前病变常在体检或筛查中才能发现。大约25%男性和15%女性在结肠镜检查中会发现一个或多个腺瘤，60岁以上人群有40%会检出结直肠腺瘤，因此，在CRC癌前病变管理中，需重点关注60岁以上人群。腺瘤性息肉向癌转化速率主要取决于大小，其次还包括生长模式和不典型增生等级。

除腺瘤性息肉，10%~15%散发性CRC源自锯齿状息肉，锯齿状息肉包括增生性息肉、无蒂锯齿状腺瘤、传统锯齿状腺瘤和混合性息肉。与传统腺瘤相比，锯齿状腺瘤发展为结直肠癌的可能性较小，高度不典型增生和原位癌发生率明显低于传统腺瘤。

（二）炎症性肠病

IBD患者发生CRC风险高于正常人群。风险随IBD范围和持续时间而增加。因此，有30年UC病史患者有15%最终会发展为CRC。

（三）遗传综合征

虽然遗传综合征仅占所有CRC的5%，但这类人群CRC发病率高于正常人群，因此需纳入癌前病变管理。在遗传综合征中，FAP患病率为0.01%，在未进行预防性结肠切除术情况下，FAP罹患CRC终生风险接近100%。推荐对FAP尽早行定期监测，FAP诊断CRC的平均年龄（如果未治疗）为40岁，95%在50岁时患上CRC，此外，发生其他恶性肿瘤的风险更大。

LS占所有CRC病例2%~4%，尽管LS易患多种癌症，但终生患CRC风险最高（约75%），因此对LS需密切监测。与散发性CRC患病人群相比，LS结肠癌和息肉发病年龄更小，且肿瘤发生在近端结肠比例更高。

MAP、PJS和JPS这类遗传综合征占CRC比例小于1%，特征包括不同癌症风险、临床特征和遗传模式。MAP会出现结直肠腺瘤性息肉病，且患癌风险达80%。PJS和JPS患CRC终生风险均为40%。

三、结直肠癌前病变的危险因素与预防策略

（一）生活与饮食习惯

加工肉类、红肉和酒精饮料摄入增加，吸烟、缺乏运动、肥胖等会增加CRC癌前病变发生，因此，针对生

活方式和饮食习惯的健康管理对减少癌前病变发生有重要意义。

（二）炎症因素

慢性炎症是IBD发生CRC的关键风险因素。CRC风险随IBD疾病持续时间、炎症严重程度及范围增加。

（三）代谢因素

肥胖与CRC风险间的关系尚不明确，可能与肥胖相关胰岛素抵抗和相关的高胰岛素血症有关。

（四）遗传因素

CRC发生的标志性基因变化是获得性遗传和表观遗传改变，这些遗传改变的积累将正常腺上皮细胞转化为癌前病变直至浸润性结直肠癌。一级亲属患CRC人群发生CRC风险比无家族史者高2~3倍。亲属在年轻时确诊，或有多发亲属确诊，则风险是普通人群的3~6倍，这类人群需要重点关注，并尽早纳入癌前病变管理。

四、结直肠癌癌前病变的筛查与诊断方法

由于CRC癌前病变常无症状，且发生发展过程高度隐匿。因此，筛查是癌前病变管理的重要组成部分，方式包括以下几种。

（一）结肠镜检查

癌前病变和CRC的“金标准”是结肠镜检查，也是最重要的筛查手段，可直接观察病灶并行定位，能获组织样本行病理学评估，在癌前病变诊断和检测中具有重要作用，不足之处是它属于有创检查，且不适合社区大规模筛查。

（二）粪便检测

粪便筛查的测试特点是无创，不需肠道准备，可居家进行。此外，粪便多靶点 DNA 检测是基于CRC分子特性的筛查方法，基因突变可通过 DNA 测试分析粪便样本。因此，粪便多靶点DNA检测比粪便隐血检测更准确。然而，粪便检测结直肠腺瘤的敏感性不如结肠镜。如检测阳性，则需进行结肠镜检查进一步定性。

（三）钡灌肠

钡灌肠敏感性和特异性不如结肠镜，也不能确定CRC侵犯肠壁程度，是仅用于结肠镜检查失败或无法行结肠镜检查时的检查手段。

（四）CT模拟三维结肠成像

作为一种影像学检查方式，在发现较大腺瘤及CRC方面与结肠镜检查相当，而对于直径小于1 cm的病灶，模拟三维结肠成像准确性较低，本指南不推荐模拟三维结肠成像作为结直肠筛查方式。

（五）遗传性综合征的筛查

LS：目前，阿姆斯特丹（Amsterdam）Ⅱ和贝塞斯达（Bethesda）标准是现有基于家族史初步筛查LS的方法，但特异性不高。本指南推荐基于微卫星不稳定性评估和免疫组织化学方法，更加实用，两种方法灵敏度相当。

FAP：当发现至少100个结肠腺瘤时，即可诊断出FAP，结肠外病变（上消化道息肉病、先天性视网膜色素上皮肥大、表皮样囊肿、骨瘤、牙齿异常、硬纤维瘤）可辅助诊断。对单个患者进行诊断通常很困难，且息肉数量因疾病类型而异。

PJS：表现为组织学上独特错构瘤性息肉，胃肠道症状先出现在青少年时期，一般来说，具有以下两个或多个特征时，临床可诊断为PJS：①不少于2个小肠Peutz-Jeghers息肉；②典型的皮肤黏膜色素沉着过度；③家族史。

JPS：主要特征是多发性息肉，最突出部位是结肠，还有胃、十二指肠和小肠。任何小于20岁的年轻人，如至少有3个结肠息肉，整个胃肠道有多个息肉，或任何数量的息肉和明确家族史，都应考虑诊断为JPS。大约15% 幼年性息肉病综合征患者会有先天性缺陷。

五、结直肠癌癌前病变的随访与治疗原则

（一）一级预防

健康生活方式，包括保持正常体重、运动（每天不少于半小时）、饮食健康、不吸烟和避免过量饮酒，可一定程度上降低结直肠癌癌前病变风险有关。

（二）内镜切除

目前只有息肉切除术可为结直肠癌前病变提供最佳治疗，且是预防 CRC 可靠策略，可将普通人群 CRC 发病率和疾病死亡率分别降低 70% 和 60%。

（三）遗传综合征

在LS患者中，外科手术仍是治疗LS主要方式，但术式目前仍有争议，实施预防性手术需和患者充分沟通风险和获益。由于与LS相关最常见的结肠外恶性肿瘤是子宫内膜癌（发病率为 40%~60%），其终生风险与 CRC 估计风险相当甚至更高，因此预防性子宫切除术和双侧输卵管卵巢切除术推荐用于完成生育后的女性患者。在 FAP 患者中，一旦出现腺瘤性息肉，建议每年进

行结肠镜检查。当出现超过20个腺瘤、发现直径大于1 cm的腺瘤或诊断为晚期组织学时，应考虑结肠切除术。对有大量直肠腺瘤的患者，建议行全结直肠切除术和回肠储袋肛门吻合术（ileal pouch anal anastomosis, IPAA）。如果直肠腺瘤很少或不存在，则通过回肠直肠吻合术保留直肠，尤其是直肠壶腹部手术治疗方案。如有任何直肠组织残留，则需每年1次或更频繁进行内镜检查。

在MAP中，建议对发展为结肠癌患者进行结肠次全切除术，但当结肠镜复查发现新病变或息肉变大或表现为高度不典型增生时，推荐行结肠次全切除术。

PJS患者的临床治疗以手术为主，内镜治疗为辅。内镜治疗目标是使部分患者延长手术间隔时间，甚至避免手术。推荐对息肉数量较多患者和由息肉引起的肠梗阻、套叠、出血、恶变等并发症的患者考虑手术治疗，手术原则是尽可能减少创伤，最大程度保留肠管。

针对JPS患者，绝大部分JPS息肉都可通过内镜下息肉切除术控制，当息肉数量过多，不适合内镜治疗情况下，推荐切除全部或部分结肠、胃。

（四）随访监测原则

处于中等风险个体（45岁及以上的成年人），目前推荐选择包括每10年1次的结肠镜检查，每年1次基础粪便检查。

有腺瘤病史高危人群，低风险腺瘤性息肉（管状，两个或更少，小于1 cm），推荐5年内重复结肠镜检查，如正常则每5~10年重复1次。对高危腺瘤性息肉（绒毛状，3~10个息肉，不小于1 cm，高度不典型增生），推荐3年内进行1次结肠镜检查，随后在5年内进行结肠镜检查。腺瘤性息肉超过10个的人群，尤其是年龄在40岁以下且有明确家族病史者，推荐接受遗传筛查。

结直肠癌根治术后患者，每1~3年需要行1次结肠镜检查。对于一级亲属诊断为CRC的人群，建议将筛查岁数提前至40岁，每5年进行1次结肠镜检查。

对IBD患者，结肠镜检查每1~2年重复1次。

对患遗传综合征或具高危遗传倾向人群，结肠镜检查时间推荐在20~25岁，或直系亲属中最年轻CRC病例发生前10年开始，然后每1~2年重复1次。此外，一级亲属应进行遗传筛查。对于FAP患者，结肠镜检查应在10~12岁时开始，并每年重复1次。MAP患者应在

30~35岁时进行结肠镜检查，此后每3~5年进行1次。

对PJS患者，应在青少年后期开始进结肠癌内镜筛查，此后每2~3年进行1次，对JPS患者建议从15岁开始筛查，如最初发现息肉，则每年重复结肠镜检，否则每2~3年1次。

第六章

乳腺癌

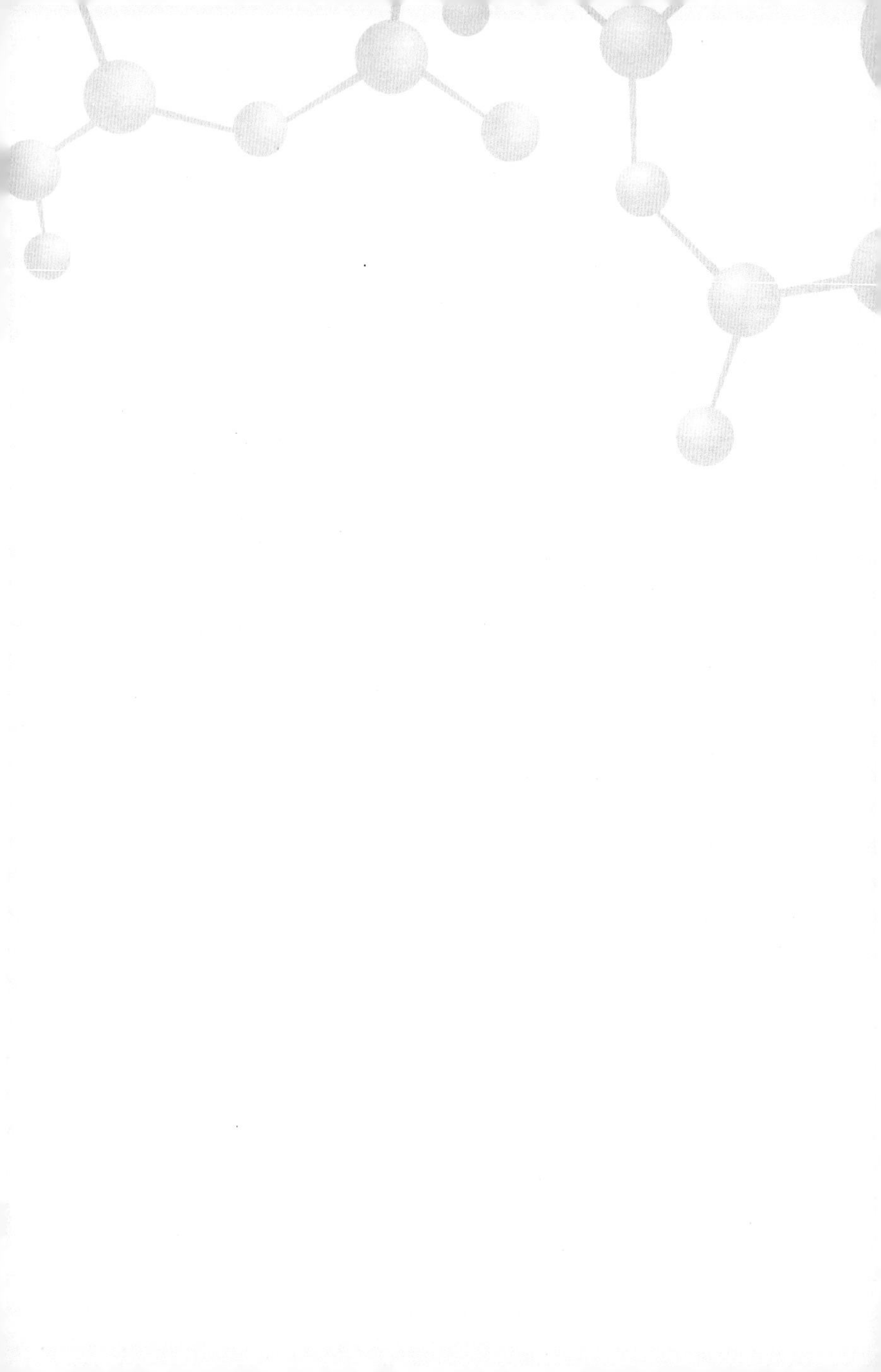

一、乳腺癌癌前病变的定义与分类

（一）乳腺癌癌前病变的定义

乳腺癌的前驱病变（precursors）主要是指乳腺导管内上皮细胞增生性病变，大部分起源于终末导管—小叶单位（terminal duct lobular unit，TDLU），并局限于导管—小叶系统。其发展为乳腺浸润性癌的风险程度不同。

导管内增生性病变包括普通型导管增生（usual ductal hyperplasia, UDH）、柱状细胞病变（columnar cell lesions, CCLs）、非典型导管增生（atypical ductal hyperplasia, ADH）及导管原位癌（ductal carcinoma in situ, DCIS）。另外，非浸润性小叶性肿瘤，包括非典型小叶增生（atypical lobular hyperplasia, ALH）和小叶原位癌（lobular carcinoma in situ, LCIS），也被认为是乳腺浸润性癌的前驱病变。

（二）普通型导管增生

UDH是一种在结构、细胞形态和分子水平上具有异质性的良性上皮细胞增生，主要累及TDLU，也可发生于小叶外导管。增生的细胞常形成次级管腔或边窗，并且常呈裂隙样；围绕窗孔的细胞无极性。

（三）柱状细胞病变和平坦型上皮不典型性

CCLs是发生于乳腺TDLU的克隆性改变，其特征是由不同程度扩张并增大的腺泡形成，其内被覆柱状上皮细胞，常有顶浆分泌。柱状细胞变（columnar cell change, CCC）的上皮细胞通常为1~2层，多于2层细胞为柱状细胞增生（columnar cell hyperplasia, CCH）。平坦型上皮不典型性（flat epithelial atypia, FEA）呈平坦型生长模式，且以CCLs出现低级别（单形性）细胞学不典型性为特征。

（四）导管上皮不典型增生

ADH是一种导管上皮增生性病变，其细胞学和结构特征与低级别DCIS相似，但在TDLU受累程度和范围方面不如低级别DCIS明显。其细胞形态单一，可形成僵硬的细胞桥、厚度均匀的拱形或顶端宽、基底部窄的微乳头结构。

（五）非典型小叶增生

ALH是起源于TDLU的小的、粘附性差的细胞非浸润性、肿瘤性增生，伴或不伴终末导管的派杰样受累。TDLU中小于50%的腺泡被增生的肿瘤细胞占据。

（六）导管原位癌

DCIS是局限于乳腺导管系统内、具有粘附性的细胞增生性病变，表现出一系列不同的结构模式及核分级。常见组织学亚型包括粉刺型、实性型、筛状型、乳头型或微乳头型、大汗腺型和Paget病。推荐根据DCIS的细胞核形态分为低、中、高核级。低核级细胞异型小、形态一致，胞核约为红细胞或正常导管上皮细胞的1.5~2倍，低核级DCIS的常见组织学亚型为微乳头型和筛状型，坏死不常见；高核级细胞异型大、形态多样，胞核为红细胞或正常导管上皮细胞的2.5倍以上，常见组织学亚型为粉刺型、实性型，多伴有粉刺样坏死及微小钙化；介于二者之间的为中核级。

低核级DCIS诊断要点：导管上皮不典型增生范围大于2 mm或累及两个及两个以上完整导管，即可诊断；对高核级DCIS而言，不受范围大小限制。

（七）小叶原位癌

LCIS起源于TDLU，属非浸润性、失黏附性细胞增生性病变。诊断要点：TDLU中大于50%的腺泡被增生的肿瘤细胞占据。LCIS分为经典型（classic LCIS，C-LCIS）、旺炽型（florid LCIS, F-LCIS)和多形性（pleomorphic LCIS，P-LCIS），F-LCIS和P-LCIS属罕见变异亚型；F-LCIS显示C-LCIS的细胞形态特征，但F-LCIS受累腺泡明显膨大，间质成分少，表现为扩张腺泡/导管充满一个高倍视野，扩张腺泡/导管直径相当于40~50个细胞；P-LCIS细胞明显增大，核多形性明显，胞核大于4倍淋巴细胞，含一个或多个核仁，核分裂多见，P-LCIS需与高级别导管原位癌鉴别，E-Cadherin、p120免疫组化染色可协助诊断。

二、乳腺癌癌前病变的流行病学

2017年中国肿瘤登记地区女性乳腺癌位居女性肿瘤发病谱第2位。新发病例数91 475例，占全部女性肿瘤发病的16.06%。发病率为42.51/10万，中标发病率为30.08/10万，世标发病率为28.11/10万，0~74岁累计发病率为3.01%。不同地域之间女性乳腺癌发病率存在差异（城市>农村），新发病例数城市地区53 726例，农村地区37 749例，城市中标发病率为农村的1.35倍。不同地区间女性乳腺癌发病率也存在差异（东部>中部>西部），东部地区新发51 902例，发病率为52.74/10万；中部地区新发21 613例，发病率为38.42/10万；西部地区新发17 960例，发病率为29.67/10万，女性乳腺癌发病率分别位列东、中和西部地区女性恶性肿瘤发病的第1、第1和第2位。

2017年中国肿瘤登记地区女性乳腺癌位居女性肿瘤死亡谱第5位。死亡病例数21 000例，占全部女性肿瘤死亡的7.54%。死亡率为9.76/10万，中标死亡率为6.17/10万，世标死亡率为5.98/10万，0~74岁累计死亡率为0.66%。不同地域之间女性乳腺癌死亡率存在差异（城市>农村），死亡病例数城市地区11 951例，农村地区9 049例，城市中标死亡率为农村的1.21倍。不同地区之间女性乳腺癌死亡率也存在差异（东部>中部>西部），东部地区死亡11 290例，死亡率为11.47/10万；中部地区死亡5 114例，死亡率为9.09/10万；西部地区死亡4 596例，死亡率为7.59/10万，女性乳腺癌死亡率位列东、中和西部地区女性恶性肿瘤死亡的第5位。

2000—2016年，我国女性乳腺癌发病率和死亡率均呈上升趋势，城市和农村女性乳腺癌年龄别发病率和年龄别死亡率特征相似。女性乳腺癌发病率均自20~24岁组开始快速上升，城市地区至60~64岁组达到高峰，而农村地区至50~54岁组达到高峰，随后快速下降；女性乳腺癌死亡率从25~29岁组开始缓慢上升。

2017年全国女性乳腺癌病例中，26.50%的病例报告了明确的亚部位，其中上外象限是最主要的亚部位，占39.34%；其次是上内象限，占18.63%；交搭跨越，占13.24%；下外象限，占8.53%；下内象限，占7.51%；中央部，占6%；乳头和乳晕，占4.11%；腋尾部，占0.67%。

2017年全国女性乳腺癌病例中，77.92%报告了明确的组织学类型，其中导管癌是最主要的病理类型，占78.44%；其次是小叶性癌，占4.16%；佩吉特病，占1.39%；髓样癌，占0.30%。

现有文献无癌前病变相关数据。

三、乳腺癌癌前病变的危险因素与预防策略

许多因素可影响乳腺癌发病风险，其具不同影响程度和可修改性。固有因素包括性别、年龄、遗传等，可改变因素包括生殖、激素使用、生活方式等。

（一）人口统计学因素

1.性别

乳腺癌是女性特有疾病，女性罹患乳腺癌可能性是男性的100倍，主要原因是女性有更高水平雌激素。男性发病率不到1%，但病情常比女性更严重。

2.年龄

衰老不可避免会增加患乳腺癌风险，目前约80%乳腺癌年龄大于80岁，超过40%年龄大于65岁，乳腺癌风险在40岁增加1.5%，50岁增加3%，70岁增加4%以上。

（二）遗传

1.基因突变

在DNA修复基因和抑癌基因中获得基因突变是乳腺癌遗传易感性最常见形式，最终导致细胞周期检查点异常和癌基因积累。根据相对风险，与乳腺癌相关突变可分为高、中、低外显率突变。BRCA1、BRCA2、TP53、PTEN、STK11和CDH1被认为是高外显率突变，占遗传风险20%；其次是中度外显率突变，包括PALB2、BRIP1、ATM、CHEK2和RAD51C，占遗传风险的5%。BRCA1/2是最常见形式，据估计BRCA1突变携带者在70岁前罹患乳腺癌平均累积风险为57%~65%，BRCA2为45%~49%，比一般人群增加20倍。

2.家族史

乳腺癌具家族聚集性，约5%~10%患者有乳腺癌家族史。Liu等发现有一级亲属罹患乳腺癌的女性诊断中位年龄较高且病情更严重（54.1，P<0.001）。Reiner等

病例对照研究表明有一级亲属在40岁前罹患乳腺癌，那10年内罹患乳腺癌绝对风险达14.1%。这些数据表明乳腺癌家族史应作为预防乳腺癌最重要筛查因素之一。

（三）生殖因素

生殖和乳腺癌的关系与卵巢激素作用有关。卵巢激素从青春期开始分泌，每月呈周期性变化，并受妊娠状态影响，最终更年期减少。因此，初潮、更年期、妊娠、哺乳等特定事件发生和持续时间，以及伴随激素失衡可潜在诱导乳腺致癌过程。

1.初潮年龄

初潮年龄晚一生中雌激素暴露减少。Thakur等病例对照研究表明初潮年龄小的女性患乳腺癌风险增加约两倍。Goldberg等对50 884名女性开展平均9.3年随访，发现初潮年龄与乳腺癌风险呈正相关（HR=1.10，95% CI=1.01–1.20），初潮年龄小于12岁女性的发病风险比大于12岁的女性高30%（95% CI=1.07–1.57）。

2.绝经年龄

绝经年龄超过50岁，乳腺癌发病风险也随之增加。Thakur等病例对照研究结果证实绝经年龄与乳腺癌发病风险间的关系（OR=2.43，95%CI=1.2–4.9）。

3.妊娠

妊娠可预防乳腺癌，且随胎次增加风险降低。Zhang J等对广州招募的3 805名乳腺癌患者进行了病例对照研究，发现第一胎高龄是乳腺癌危险因素（大于30岁 vs 23~30岁，HR=1.59，95%CI=1.01-2.50）。Katuwal等病例对照研究证实胎次增加有保护作用。此外，Evans等队列研究中发现早期妊娠对携带BRCA1/2突变的女性具有明显保护作用，与在21岁前完成妊娠女性相比，无生育导致50岁前患乳腺癌的可能性高30%。

4.流产

流产对乳腺癌风险的影响尚无明确结论。Yuan X等在中国开展的病例对照研究发现无论是对绝经前（OR=1.34，95%CI=0.98-1.83）还是绝经后妇女（OR=1.26，95%CI=0.88-1.79），流产都是乳腺癌危险因素之一。但近期Tong H等基于14篇文章进行Meta分析，综合风险比表明是否流产和流产数量与乳腺癌风险无显著相关性（RR=1.023，95%CI=0.938-1.117，Z=0.51，P=0.607）。Deng Y等基于25项病例对照研究的Meta分析也得到类似结果。

5.母乳喂养

诸多研究指出哺乳在预防乳腺癌中的作用，WHO建议产后至少母乳喂养6个月。Sangaramoorthy等基于美国和墨西哥人群的研究表明有母乳喂养史者可使乳腺癌总体风险降低17%。相似Zhou Y等的Meta分析发现母乳喂养可降低风险近40%。此外，哺乳持续时间也是重要影响因素。Xie F等开展多中心病例对照研究发现与平均母乳喂养超过两年女性相比，平均母乳喂养小于6个月女性乳腺癌发病风险较高（OR=2.690，95%CI=1.71-4.16，P<0.001）。

（四）外源性激素

1.口服避孕药

口服避孕药（oral contraceptive pill，OCP）在乳腺癌发病中可起一定作用。Yuan X等在中国开展的病例对照研究发现短期使用OCP（1~6个月）的绝经前女性罹患乳腺癌的可能性高于从未使用者（OR=2.06，95%CI=1.39-3.04）。Mørch等对丹麦女性进行平均11年的随访，发现使用OCP者更易罹患乳腺癌（RR=1.19，95%CI=1.13-1.26）。近期Barańska等Meta分析结果表明频繁使用OCP会增加罹患三阴性乳腺癌的风险（OR= 1.37，

95% CI=1.13–1.67，P = 0.002）。

2.更年期激素疗法

绝经症状对更年期女性生活质量的不利影响已得到充分证明，常建议使用更年期激素疗法（menopausal hormone therapy，MHT）来缓解症状和预防骨质疏松症。主要有两种制剂：单纯雌激素和雌—孕激素联合制剂。一项Meta分析表明每种MHT类型均是乳腺癌危险因素（单纯雌激素：RR=1.17，95%CI=1.10–1.26；雌—孕激素联合：RR=1.60，95%CI=1.52–1.69），且发病风险随着治疗时间延长而增加（P<0.0001）。停止使用后发病风险逐渐降低，5年左右可恢复至普通人群。

（五）乳房相关

1.乳腺组织密度增加

乳腺组织密度在一生中都不稳定，包括低密度、高密度、脂肪性乳房等几种类型。Park 等基于韩国国家癌症筛查项目开展的巢式病例对照研究表明高密度乳房女性的发病风险是脂肪性乳房女性的5倍（OR=5.0，95%CI=3.7–6.7），无论绝经状态如何这种影响均可观察到，但对绝经前女性影响更大。Advani等对65岁及以上接受乳房X线筛查检查的美国女性进行长期随访，发现在65~74岁组乳腺癌5年累计发病率随着乳腺组织密度的增加而增加（11.3/1000，95%CI=10.4–12.5/1000），在75岁及以上组中发病风险更大（13.5/1000，95%CI=11.6–15.5/1000）。

2.良性乳腺疾病

良性乳腺疾病（benign breast disease，BBD）是乳腺癌的长期危险因素。BBD一般分为3类：非增生性、增生性无异型性或伴异型性。Louro等基于西班牙裔女性进行了回顾性队列研究，发现有BBD女性罹患乳腺癌的风险增高（OR=1.87，95%CI=1.57–2.24），风险最高的为增生性伴异型性BBD，最低的为非增生性BBD。Figueroa等的巢式病例对照研究（OR=5.48，95%CI=2.14–14.01）和Román等的队列研究（RR=1.77，95%CI=1.61–1.95）均得到相同结论。

（六）肥胖和超重

更年期前卵巢是雌激素主要来源，更年期后卵巢衰老，脂肪组织成为雌激素主要来源。因此目前普遍认为肥胖和超重对乳腺癌发病风险的影响因绝经状态而异，即绝经前为保护因素而绝经后为危险因素。

Schoemaker等汇集了17项前瞻性个体数据，发现绝经前女性体重增加与乳腺癌发病风险呈负相关（HR/5kg=0.96，95%CI=0.95-0.98）。Oni等的MR分析表明BMI可降低绝经前女性乳腺癌发病风险（ORIVW=0.81，95%CI=0.74-0.89，$P=9.44\times10^{-6}$）。虽然多项研究表明较高BMI可降低绝经前女性的乳腺癌发病风险，但在人一生中，BMI较高者罹患乳腺癌累积风险会增加，且肥胖还可增加其他恶性肿瘤和严重健康问题的风险，因此不建议将增重作为长期降低乳腺癌发病风险的合适方法。

Park IS等基于2 708 938名韩国女性队列研究中发现，绝经后女性随着BMI升高，乳腺癌发病风险升高（HR=1.49，95%CI=1.38-1.61，$P<0.0001$）。Chen MJ等对台湾女性开展的队列研究也发现相同结论。

（七）生活方式

1.吸烟

普遍认为吸烟是乳腺癌危险因素之一。Gaudet等汇集了14项队列研究，发现吸烟和乳腺癌风险间呈正相关（HR=1.18，95%CI=1.12-1.24），且吸烟时间越长，风险越大（$P=2\times10^{-7}$）。Park等开展的MR分析表明终生吸烟指数是乳腺癌危险因素（OR=1.18，95%CI=1.07-1.30，$P=0.11\times10^{-2}$）。此外，被动吸烟也有不利影响。Gram等在挪威对45 923名不吸烟女性平均随访19.8年后，发现儿童期接触二手烟者罹患乳腺癌风险比从未接触二手烟者高11%（95% CI=1.02-1.22）。

2.饮酒

饮酒有可能是乳腺癌的危险因素，但目前研究结果存在矛盾和受混杂因素干扰。Simapivapan等基于16项研究综合分析发现饮酒会增加乳腺癌复发风险，尤其在绝经后妇女中。而Zhu J等MR分析不支持基因预测的酒精摄入量与乳腺癌风险间存在因果关系。Schumacher等回顾34篇文章后认为诸多研究对酒精摄入量定义不明确，无有力证据证明饮酒会改变携带BRCA1/2突变女性的发病风险。

3.饮食

食物与营养素的种类和数量、卡路里摄入量等因素均可影响乳腺癌发病风险。Krusinska等在波兰开展的病例对照研究发现不健康饮食模式会显著增加乳腺癌发病风险，且随不健康食物消耗频率增加而增加（OR=2.90，95%CI=1.62-5.21，P<0.001）。近期Xiao Y等的Meta分析表明西方饮食模式可增加14%乳腺癌发病风险，但健康饮食模式可降低18%风险。此外，Lope等病例对照研

究发现绝经前女性减少卡路里摄入（低于预测值的20%）可降低乳腺癌发病风险（OR=0.36，95%CI=0.21–0.63）。

4. 体力活动

多项研究表明体力活动可通过减少内源性激素暴露、改变免疫系统反应或胰岛素样生长因子-1来预防乳腺癌，这取决于体力活动特征，如类型、强度、持续时间和频率。Katuwal等病例对照研究发现与体力劳动者相比，脑力工作者患乳腺癌风险显著增加，适度职业性体力活动可将小叶性乳腺癌风险降低14%。Li A等在8家北京当地医院开展的病例对照研究发现静态的站姿工作是乳腺癌危险因素（OR=1.80，95%CI=1.19–2.73）。

（八）空气污染

近年发现空气污染为乳腺癌潜在危险因素。Hwang J等在韩国进行全国普查发现空气污染物浓度与乳腺癌发病率呈正相关（OR/100 ppb CO=1.08，95%CI=1.06–1.01；OR/10 ppb NO_2=1.14，95%CI=1.12–1.16；OR/1 ppb SO_2=1.04，95%CI=1.02–1.05；OR/10 μg/m3 PM_{10}=1.13，95%CI=1.09–1.17）。Gabet等的Meta分析表明NO_2可影响乳腺癌发病风险（OR=1.023，95%CI=1.005–1.041），

且对绝经前女性影响高于绝经后女性。Andersen等基于欧洲人群队列的研究也得到相似的结论。

(九)胸部放射治疗

20世纪80年代以来，认识到霍奇金淋巴瘤（hodgkin lymphoma，HL）的胸部放疗可增加继发性乳腺癌风险。接受HL胸部放疗后女性罹患乳腺癌风险增加5~20倍，在携带BRCA1/2突变女性中40年累计发病率高达30%~40%。Veiga等基于北美医院的巢式病例对照研究发现放疗剂量与乳腺癌发病风险呈正相关（OR/10 Gy=3.9，95%CI=2.5-6.5）。

(十)乳房切除术

降低风险的乳房切除术（risk-reducing mastectomy，RRM）可显著降低有乳腺癌家族史和携带BRCA1/2突变女性的发病风险。RRM可分为双侧（bilateral risk-reducing mastectomy，BRRM）和单侧（contralateral risk-reducing mastectomy，CRRM）。Jakub等平均随访56个月后发现接受BRRM组中无乳腺癌病例，接受CRRM组中无对侧乳腺癌病例。Grobmyer等在随访期间也未发现新发乳腺癌病例。而Alaofi等的Meta分析表示RRM可降低85%~100%的发病风险。

四、乳腺癌癌前病变的筛查与诊断方法

乳腺癌已成为困扰我国女性癌症患者的首位恶性肿瘤，年增长高于全球水平。病因尚未完全明确。而当前作为乳腺癌发生、发展的重要阶段，提高癌前病变及早期癌检出是当前有效的防控措施，因此乳腺癌癌前病变及早期癌筛查和诊断具重要价值。

（一）临床体格检查

相当一部分乳腺癌前病变都有临床表现，如触及肿块、乳头溢液、皮肤相应改变等。定期、规律自检，有助乳腺病变检出。

（二）影像学检查

影像学检查在乳腺癌癌前病变检出及诊断中具重要作用。目前乳腺影像学检查主要包括乳腺X线摄影、超声、磁共振（MRI）等。乳腺影像学检查在于检出病变，诊断及鉴别，并对早期乳腺癌进行分期，治疗后随诊复查，间接评估肿瘤生物学行为及预后。不同检查方法成像原理不同，对乳腺癌癌前病变及早期癌检出和诊断具不同价值。随着科技进步，针对现有乳腺成像技术的局限性，一些新技术和方法不断出现，如数字乳腺断层合成X摄影（digital breast tomosynthesis，DBT）、自动乳腺

超声成像系统（automated breast ultrasound system，ABUS）等，有助提高乳腺癌癌前病变筛查和诊断的准确性。

1.乳腺X线摄影检查

乳腺X线摄影检查是乳腺疾病检查的主要方法之一，也是FDA批准用于乳腺癌筛查的检查方法。目前，欧美国家广泛采用乳腺X线摄影对40岁或45岁以上妇女行乳腺癌筛查，有效降低了乳腺癌死亡率。

乳腺X线病变征象可分为主要征象和伴随征象。其主要征象包括肿块、钙化、结构扭曲、非对称性致密影，伴随征象则包括皮肤回缩、皮肤增厚、乳头回缩、腋下淋巴结肿大、血运增加、水肿等。乳腺X线对大部分乳腺癌癌前病变显示困难，相对检出和诊断具有较高特异性，主要包括导管乳头状瘤和乳腺导管内癌。导管乳头状瘤主要表现为边缘清晰或遮蔽的肿块，部分伴有不定形、点状或粗糙不均质钙化，有时也可见单个扩张导管。乳腺导管内癌在X线上主要表现为钙化，大约70%~80%导管内癌都会出现钙化征象，其余表现为肿块，结构扭曲及一些非对称性致密影。钙化主要呈细线或分支状，此外还包括一些多形性及不定形钙化。

乳腺X线摄影是目前乳腺癌前病变和早期癌的重要影像学检查之一，主要临床应用价值在于对乳腺内的钙化非常敏感（能发现2 mm以下的钙化），能发现那些直到两年后临床才能触及的肿块型病变。但同时在某些方面也存在局限性，包括对发生在致密型乳腺的非钙化型病变易漏诊；对乳腺病变鉴别诊断阳性预测值较低，且具一定射线辐射性。

相较于传统乳腺X线摄影技术，DBT可减少腺体组织重叠，从而提高图像清晰度，可提高非肿块型早期乳腺癌诊断准确性，更适合检出表现为非对称性致密影、结构扭曲等病灶。有研究表明DBT筛查假阳性率低，特异度高，同时不影响乳腺癌检出率。

2.乳腺超声检查

乳腺超声检查是对乳腺疾病筛查与诊断非常有价值的影像学检查方法，与乳腺X线摄影检查有互补作用。乳腺超声病变主要征象有肿块和钙化。伴随征象包括结构扭曲、导管改变、皮肤改变等。于导管乳头状瘤，主要超声表现为导管内或囊内肿块，多为卵圆形，低回声或混合囊实性回声肿块，边缘光整，模糊或局部成角，后方可见回声增强，纤维血管内可见血流信号，在弹性成像上较纤维腺瘤硬度更大。对乳腺导管内癌，超声主要表现为边缘模糊，低回声肿块，伴或不伴钙化，若出现不规则的低回声肿块则提示浸润性病变。低回声乳腺组织会发生轻度结构扭曲，弹性成像会显示组织周围硬度增加。

乳腺超声能很好帮助评估致密型乳腺的可疑病变；对肿块型病变检出及诊断有明显优势，可明确区分肿块囊实性；可实时、动态观察病变二维征象、血流多普勒信号特征及弹性特征；可显示腋窝淋巴结；无射线辐射性，可短期多次反复进行，适用于任何年龄女性，是年轻女性（尤其是妊娠期、哺乳期女性）首选影像学检查方法。同时也存在一定局限性，超声诊断准确性很大程度取决于使用的设备及医生的个人经验，可重复性差；对微小钙化检出敏感性低于乳腺X线摄影检查；对非肿块病变诊断是超声的难点。

除常规超声外，超声新技术超声造影及ABUS逐渐广泛应用。超声造影显示区域增强及均匀增强为导管内乳头状瘤的主要表现，可能诊断出常规超声无法予以诊断的小体积、血流信号及回声无异常的病灶，提高病变检出率。ABUS对乳腺肿块显示画面更细腻、客观，鉴别肿块良、恶性价值较肯定，可显示多中心性恶性病灶、辅助术前分期及定位，克服传统二维超声不可重复及主观性强的缺点，有较好应用前景，尤其对规范超声检查过程、全面扫查和远程会诊具较大优势，对乳腺癌癌前病变和早期癌筛查和诊断具很大价值。

3.乳腺MRI检查

乳腺MRI检查具良好软组织分辨率和无辐射性等特点，与X线摄影和超声相比可获更多、更准确信息，已成为乳腺X线摄影和超声检查重要补充方法。大部分导管乳头状瘤在乳腺MRI显示较好，主要表现为肿块型病变，可分析病变形态、信号强度、内部结构、血流动力学表现、扩散及波谱成像等特征。在T1WI上表现出导管样高信号，抑脂T2WI序列上可见高信号影伴导管内低信号肿块，强化后主要显示圆形、卵圆形、不规则强化肿块，还会出现一些线性或集群样非肿块强化，早期出现快速强化，延迟期血流动力学方式不一，常为廓清型，在延迟时相呈“环形”表现具有诊断特异性。对乳腺导管内癌而言，高分辨率MRI敏感性可达80%~92%，病变内部强化特征可呈簇环形；病变分布呈线样、段样或集群样非肿块强化；强化方式多变，主要包括缓慢流入型或平台型强化。

乳腺MRI作为敏感性和特异性较高的乳腺检查手段，具有多角度、多参数、形态与功能并重等优势，在乳腺癌癌前病变和早期癌诊断有重要价值。但同时由于其检查时间较长；需注射对比剂；对钙化显示不如乳腺X线摄影直观；费用较高等局限性存在，仍需结合乳腺X线摄影以及超声等传统检查手段进行癌前病变及早期癌检出和诊断。

4. 影像学引导下的乳腺病变活检技术

目前，在乳腺疾病定性诊断中，活检病理学诊断仍是“金标准”，包括手术切除活检和微创活检。乳腺病变微创活检适用于所有影像学发现的乳腺病变。对乳腺癌前导管不典型增生病变，细针活检无法达到诊断要求时可行粗针活检，粗针活检对可触及和不可触及病变的敏感性、特异性、阳性预测值、阴性预测值和准确率均高于细针活检，但粗针活检在诊断不典型增生、导管乳头状瘤和乳腺导管内癌时可能不准确，必要时需手术切除确定病变性质。

（三）乳腺癌前病变和早期乳腺癌筛查的建议

目前国内外开展的乳腺筛查项目大部分是借鉴欧美国家筛查模式，以乳腺X线摄影作为基本手段。但我国女性乳腺特点之一为致密型腺体，会减低乳腺X线摄影敏感性与准确性，单纯使用乳腺X线摄影可能并不适合我国女性乳腺癌筛查。已有多项研究对此进行探讨，综合考虑我国卫生经济学和筛查实际情况作如下推荐。

1.超声联合乳腺X线摄影筛查

推荐高风险人群使用超声联合乳腺X线摄影筛查；一般风险人群在经济能力较好地区可考虑使用超声联合乳腺X线摄影筛查。

2.单独使用超声或乳腺X线摄影筛查

高风险人群不推荐单独使用乳腺X线摄影筛查；一般风险人群仍推荐使用超声筛查。

3.单独使用乳腺磁共振筛查

MRI检查的敏感度和特异度在所有单独筛查措施中最高，但综合考虑检查费用、时长和设备普及率等原因，不推荐乳腺MRI用于乳腺癌人群筛查。但对BRCA1/2突变携带者，可结合筛查地区经济能力考虑使用乳腺磁MRI筛查。

五、乳腺癌癌前病变的随访与治疗原则

（一）乳腺癌癌前病变的治疗

1.乳腺不典型增生（AH）

不典型增生（AH）包括不典型导管增生（ADH）和不典型小叶增生（ALH）。

（1）不典型导管增生（ADH）

1）行针芯穿刺活检后：通过针芯穿刺活检（CNB）诊断出ADH后，标准处理方法是行乳腺切除活检来排除相关恶性病变。分析较大的组织样本后，10%~20%的病例诊断可能升级为乳腺导管原位癌（DCIS）或浸润性乳腺癌，具体取决于经皮穿刺活检所用针头规格、针芯穿刺针数、是否取到了目标病灶以及影像学检查是否见到残留微钙化灶或相关肿块型病变。此时应按恶性肿瘤治疗原则进行进一步处理。

2）行手术切除后：经切除活检诊断出ADH时，无需进一步手术。手术切缘阳性时一般不需要再次切除。例外情况可能仅包括：ADH只存在于手术切缘，ADH近乎达到切缘DCIS的诊断标准，或担心未完全切除影像学所见目标病变。

（2）不典型小叶增生（ALH）

在CNB意外诊断出ALH后，病变升级为DCIS或浸润性癌的风险很低（小于3%），而且升级后病变通常是极小的低级别浸润性癌。因此，只要目标病变无切除指征，经CNB意外诊断出影像学与病理学表现一致的ALH时，就不再需要切除活检。对影像学与病理学表现不一致病变，推荐行局限性乳腺切除活检。经切除活检诊断出ALH时，无需进一步手术；手术切缘阳性时不需再次切除。

2.小叶原位癌（LCIS）

（1）手术治疗

空芯针穿刺活检发现ALH和非典型性LCIS后需行病灶切除活检是目前多数研究结果的共识，主要目的是最大限度降低DCIS和浸润性癌共存风险。多形性LCIS可能有与DCIS相似的生物学行为，临床可考虑病灶完整切除及切缘阴性，但这可能导致全乳切除率高而无临床获益结局。LCIS与IDC或DCIS并存并非保乳禁忌证。

（2）非手术治疗

LCIS病灶切除后，如果无合并其他癌变，可考虑随访观察。此外，放疗是不被推荐的，也无数据支持对多形性LCIS进行放疗。

（3）药物预防性治疗

针对35岁以上、有发生乳腺癌高风险（包括既往手术证实为乳腺小叶不典型增生、导管不典型增生、LCIS及DCIS）的女性，都可考虑以下4种药物使用可能。

①他莫昔芬（20 mg/d，口服5年）：是绝经前后妇女降低浸润性、ER阳性乳腺癌风险的选择。结合ER检测给予他莫昔芬，目前是预防ER阳性乳腺癌的有效选择。对于预判风险较低的患者，他莫昔芬（5 mg/d，口服3年）也是可选的。

②雷洛昔芬（60 mg/d，口服5年）：是降低浸润性、ER阳性乳腺癌风险的选择。同样需结合ER检测，但仅适用于绝经后妇女。

③依西美坦（25 mg/d，口服5年）、阿那曲唑（1 mg/d，口服5年）：是绝经后妇女降低浸润性、ER阳性乳腺癌风险的另一种选择。依西美坦和阿那曲唑均为芳香化酶抑制剂，是一类可降低绝经后妇女雌激素水平的药物，ER阳性乳腺癌患者术后使用可降低乳腺癌复发风险。

④预防性双乳切除术

LCIS女性患者曾需接受预防性的双侧乳房切除术。

LCIS患者的风险为中等水平，因此在无其他乳腺癌危险因素（如绝经前乳腺癌的家族史、有关BRCA基因突变等）情况下进行预防性双侧乳房切除术似乎过于激进。虽然LCIS女性发生浸润性乳腺癌风险显著高于普通人群，但多数不会进展为浸润性乳腺癌。进行预防性乳房切除术的决定必须高度个体化，并经伦理委员会批准。

3. 乳腺导管内乳头状瘤

手术切除病变所在的腺叶是乳腺导管内乳头状瘤的主要治疗方法。术前应避免挤压乳房。如已行乳管内镜检查，则应嘱患者不要擦去肿瘤定位标记。术中可用一细导丝徐徐插入溢液导管，沿着导丝方向行溢液导管所在的腺叶切除。对一侧乳腺不同腺叶同时发生乳管内乳头状瘤，应分别行腺叶切除。手术标本应送冷冻切片检查，当肿瘤很小时，冷冻切片困难，常需做石蜡切片肯定诊断。乳腺导管内乳头状瘤有时合并病理性乳头溢液。乳腺外科医生可选择切除单一导管或整个导管系统，具体取决于能否追踪到导致病理性乳头溢液的导管。具体手术技术如下。

（1）单一导管切除

如果可在泪小管探针、注射亚甲蓝或其他方法辅助下识别出溢液导管，可切除单一导管而不损伤其他导管。术中注意标注标本方位，以便最终诊断为乳腺癌时定向切除手术切缘。

（2）乳晕下导管完整切除

也称终末导管完整切除，旨在不仅切除导管内乳头状瘤本身，也同时消除乳头溢液这一症状。进行乳晕下导管完整切除时，沿乳晕外侧部分做乳晕缘切口，切口长度不超过乳晕周长的30%，以便在获得充分入路同时尽量降低乳头坏死风险。联合电凝和钝性分离法朝乳头导管成分方向分离组织。所有切除组织应正确标记方位并送病理分析。

（二）乳腺癌癌前病变的随访

应告知乳腺癌前病变的女性患者有关降低乳腺癌风险的策略。可通过1年1次钼靶及1年2次乳腺超声等检查进行持续监测。这类女性尽量避免口服避孕药，避免接受激素替代治疗，还应适当改变生活方式和饮食。

1. 主动监测

所有已知乳腺癌风险增加（如乳腺癌阳性家族史、AH或LCIS）的女性，以及属于有风险人群的女性均应行乳腺癌监测。监测应持续终生，或直到患者查出乳腺癌但无意治疗为止，因为乳腺癌风险增加会无限期持续存在。通常每6个月检查1次高危患者，每年1次钼靶。NCCN指南建议每6~12个月实施1次病史采集和体格检查，每年实施1次钼靶筛查。在我国，乳腺超声检查较钼靶更为普遍。

2.乳腺MRI检查

与其他影像学检查相比，MRI可在高危女性中检出更小癌灶和更多淋巴结阴性恶性肿瘤，尚无证据显示MRI筛查可降低死亡率或提高无病生存率。对乳腺癌风险处于平均水平或中等水平女性（如活检发现AH或LCIS），暂无充分数据支持每年进行1次MRI筛查。美国癌症协会（ACS）、NCCN等指南推荐，乳腺MRI仅用于监测乳腺癌高危女性，即估计乳腺癌终生发病风险大于20%~25%的女性（该风险通过BRCAPRO模型或基于家族史的相似模型得出）。

3. 化学预防

治疗乳腺高危病变时，使用内分泌治疗作为化学预防，旨在预防浸润性乳腺癌；尚无证据显示化学预防可增加高危病变患者生存率。治疗方案包括选择性雌激素受体调节剂和芳香酶抑制剂等。

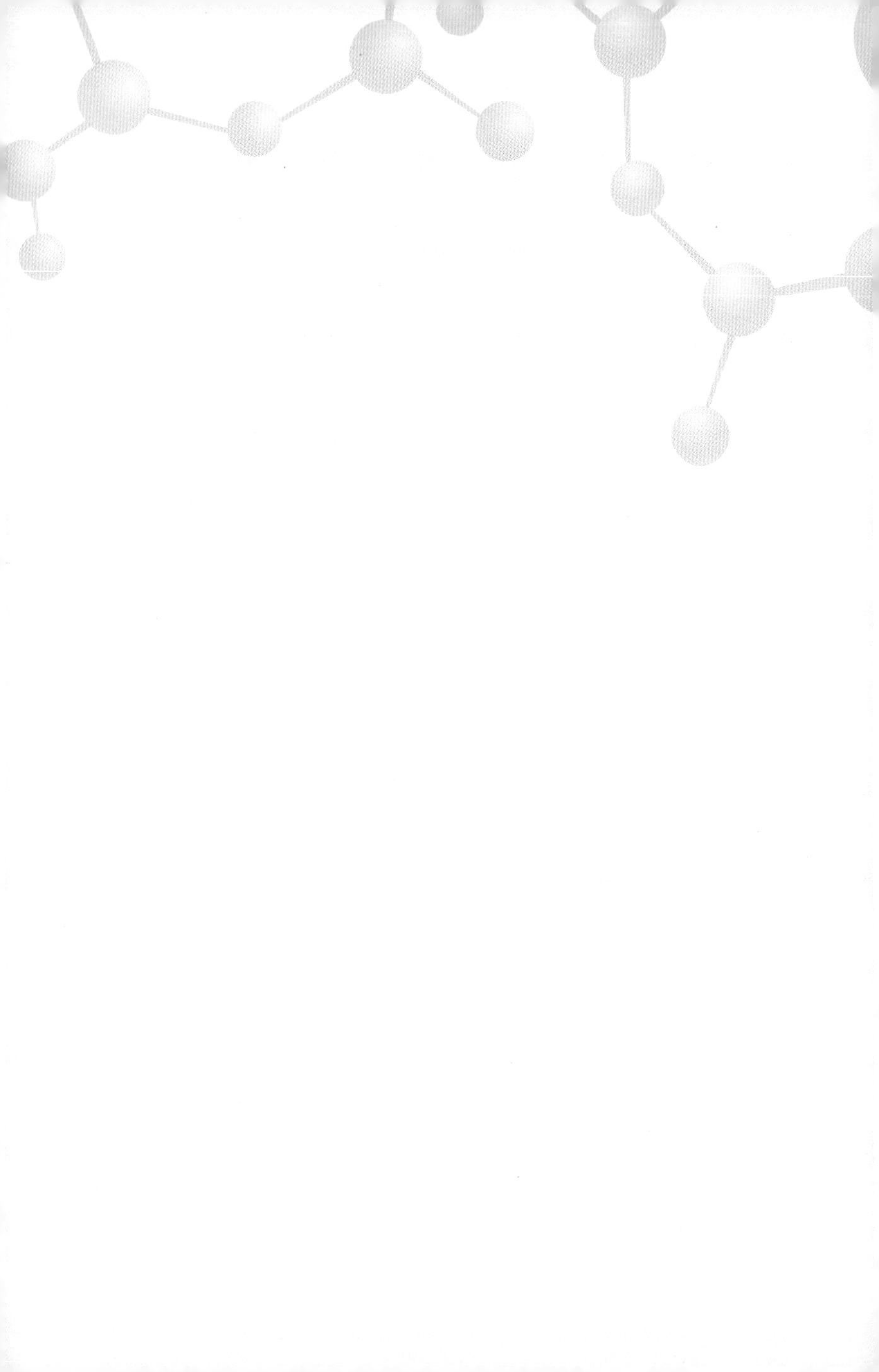

第七章

肝癌

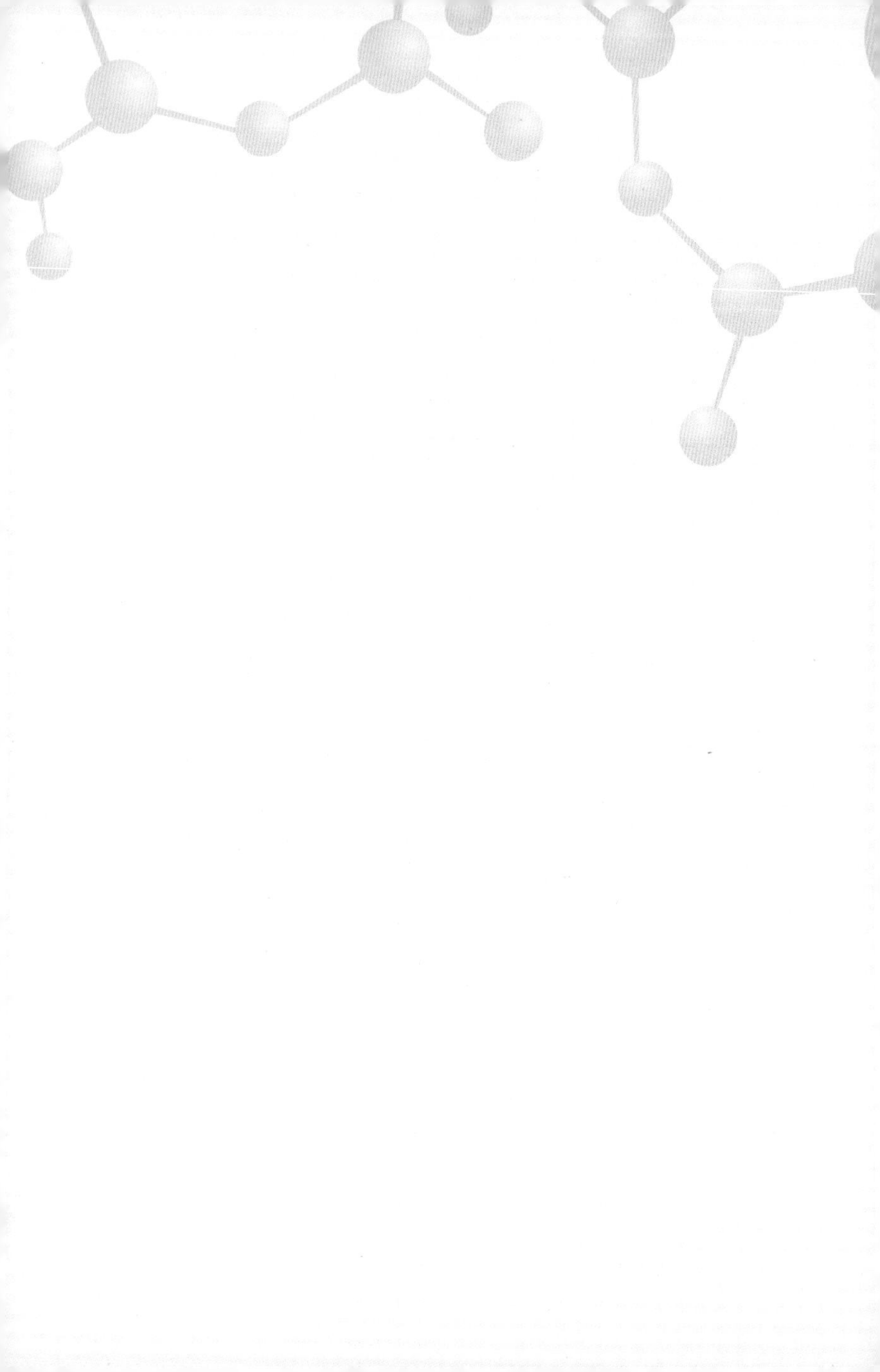

一、肝癌癌前病变的定义与分类

（一）肝癌癌前病变的定义

肝癌癌前病变是指从畸形构造到发作癌变的阶段。1973年Anthony等从组织学上指出，肝细胞不典型增生（liver cell dysplasia）为肝癌癌前病变。后来认为，肝癌发生和发展有一个过程，即腺瘤样增生（adenomatous hyperplasia，AH）到不典型腺瘤样增生（atypical AH），再到早期肝癌。也有人认为AH是肝癌的癌前病变，并可能已有早期癌灶。最近报道称，肝癌发生常由低度发育异常结节（low-grade dysplastic nodules，LGDNs）到高度发育异常结节（high-grade dysplastic nodules，HGDNs），再到肝癌，高度发育异常结节发生肝癌危险性是低度发育异常结节的4倍，其之间已有明显分子生物学改变。引发肝癌癌前病变的主要危险因素包括病毒性肝炎引发的肝硬化、代谢综合征、酒精性肝病等。

（二）乙型病毒性肝炎肝硬化

我国肝癌发生以乙型肝炎病毒（hepatitis B virus，HBV）感染为主，研究发现HBV感染是慢性乙肝患者发生肝细胞癌（hepatocellular carcinoma，HCC）的关键因素。HBV感染的疾病进展一般经过以下几个阶段：急性

HBV感染、慢性HBV感染、慢性乙型肝炎（chronic hepatitis B，CHB）和肝纤维化/肝硬化，最终部分患者发展为HCC，部分出现肝衰竭。HBeAg血清学阳性、高病毒载量和C基因型是HCC发生的独立预测因子。此外，HBV病毒载量与进展为肝硬化的风险相关。据估计，目前我国一般人群HBsAg流行率为5%~6%，慢性HBV感染者约7 000万例，其中CHB患者为2 000万~3 000万例。HBV基因型与HCC发生有关，C基因HBV患者发生肝癌风险要高于其他基因型，这很可能是因为C基因型危险突变发生频率高于其他基因型。C基因型则主要见于慢性肝病患者，其中慢性肝炎占49%，肝硬化占60%，HCC占60%。B基因型主要存在于HBV无症状携带者，肝癌发生率较低。

（三）丙型病毒性肝炎肝硬化

丙型肝炎病毒（hepatitis C virus，HCV）也是HCC发生的另一项关键因素，在西方国家原发性肝癌主要以HCV感染为主。在HCV感染者中，谷丙转氨酶（alanine aminotransferase，ALT）升高和HCV-RNA高滴度人群HCC发生危险性较高。HCV基因型1b可导致HCC发生风险增高，HCV与HBV合并感染对肝癌发生呈相加作用。最近有研究提示HBV、HCV感染也是肝内胆管细胞癌的危险因素，但具体机制尚不明确。

（四）酒精性肝病

酒精性肝病（alcoholic liver diseases，ALD）是长期大量饮酒导致的肝脏疾病，初期常表现为脂肪肝，进而可发展成酒精性肝炎和肝硬化。酒精是否具有直接致癌作用目前尚无证据。一般认为酒精与HCC关系遵循酒精—酒精性肝硬化—HCC的演变过程。在北美，约15%的肝癌与饮酒有关。意大利研究肝癌的归因危险度饮酒、HCV和HBV分别占45%、36%和22%。国内外均有报道认为酒精与HBV、HCV有协同作用增加HCC发生的危险性。

（五）代谢综合征

代谢综合征（metabolic syndrome，MS）是一组在代谢上相互关联的危险因素的组合。MS诱发恶性肿瘤机制十分复杂。肥胖患者，尤其是腹型肥胖情况下，存在多代谢紊乱和胰岛素抵抗，通过高血糖、脂质异常沉积、氧化应激、胰岛素/胰岛素样生长因子信号转导、多种生长因子、炎性因子、性激素水平等多种途径，增加恶性肿瘤发生率，促进肿瘤发生发展。非酒精性脂肪性肝病（nonalcoholic fatty liver disease，NAFLD）是MS肝脏表现。大部分隐匿性肝硬化病人与NAFLD的发生有关。近期研究表明，NAFLD引起的HCC患者表型可能与其他疾病导致HCC患者有所不同。例如，NAFLD和HCC患者常年龄较大，女性为主，代谢合并症较多，且严重肝功能不全发生率较其他病因低。

二、肝癌癌前病变流行病学

（一）乙型病毒性肝炎肝硬化

HBV感染是全球性公共卫生问题。全球约20亿人既往或当前存在HBV感染证据，约2.57亿慢性携带者，即乙型肝炎病毒表面抗原（hepatitis B surface antigen，HBsAg）阳性。成人慢性HBV感染率在美洲地区为0.4%~1.6%，在欧洲为1.2%~2.6%，在东南亚为1.5%~4.0%，在东地中海为2.6%~4.3%，在西太平洋为5.1%~7.6%，在非洲地区为4.6%~8.5%。据估计，2015年全球由乙型肝炎导致总死亡人数为887000例。据WHO统计，2017年肝炎相关死亡率自2000年以来增加了22%。在各种人口亚群中，亚洲人和太平洋岛裔的HBV相关死亡率最高。在HBV感染负担很高的中国，HBV相关肝硬化致死率从1990年的8.8例/100000人，降至2017年的

3.9例/100000人。但HBV相关肝癌致死率从1990年的12.88例/100000人，增至2016年的16.42例/100000人，这表明在中国慢性HBV感染者中，进一步改善HCC监测及治疗可能有益。

（二）丙型病毒性肝炎肝硬化

WHO统计，HCV感染已导致严重疾病负担，呈现全球分布状态，全球有1.3亿~2.1亿人感染了HCV，约占世界人口3%，且发展中国家明显高于发达国家。在全球范围内，80%HCV感染发生在31个国家。有6个国家（中国、巴基斯坦、尼日利亚、埃及、印度和俄罗斯）感染率占所有感染比例50%以上。HCV感染率从2012年到2017年呈现缓慢上升趋势。据统计，2015年约有175万新发HCV感染者。其中，在欧洲和东地中海地区发病率最高。2015年，欧洲地区发病率为每10万人有61.8例，在东地中海地区为每10万人62.5例。我国HCV感染者约760万，其中需要治疗的慢性HCV感染者约400万~500万。丙型肝炎呈全球性流行，约有10%~20%长期感染HCV者在20~30年内会出现并发症，如肝硬化、肝衰和HCC。未来20年内与HCV感染相关死亡率（肝衰及HCC导致的死亡）将继续增加，对患者健康和生命危害极大，已成为严重社会和公共卫生问题。

（三）酒精性肝病

随着经济水平提高和饮酒人群增多，酒精性肝病已逐渐发展成为人类慢性疾病之一，影响着健康。在西方国家，ALD是导致肝硬化最主要病因。一项基于美国国家健康与营养调查数据大型研究发现，美国成年人酒精性脂肪性肝病患病率为4%。在美国，2012年ALD相关死亡率估计为0.0055%万人。人均饮酒量较高地区ALD患病率高于人均饮酒量较低地区。饮酒率和ALD患病率较高地区包括东欧、南欧及英国。近年，我国流行病学调查显示，浙江和辽宁部分城市ALD患病率为4.34%~6.10%，且呈现逐年增高趋势。因此，酒精使用障碍已成为国内外重大公共卫生问题。

（四）代谢综合征

近期流行病学提示，肥胖、糖尿病等可能是实体器官恶性肿瘤（包括HCC）发生的独立危险因素。肥胖是NAFLD一个重要因素，大部分隐匿性肝硬化病人与NAFLD的发生有关。

三、肝癌癌前病变的危险因素与预防策略

（一）病毒性肝炎

在我国，HBV感染是慢性乙型肝炎病毒发生HCC关键因素。HBeAg血清学阳性、高病毒载量和C基因型是HCC发生独立预测因子。此外，HBV病毒载量与肝硬化进展风险相关。2006年全国乙型肝炎流行病学调查表明，1~59岁普通人群HBsAg携带率为7.18%。HBV基因型与肝细胞癌发生有关，B基因型主要存在于HBV无症状携带者，肝癌发生率较低；C基因型则主要见于慢性肝病患者，其中慢性肝炎占49%，肝硬化占60%，肝细胞癌占60%。在西方国家原发性肝癌主要以HCV感染为主。HCV基因型1b可以导致HCC发生风险增高，HCV与HBV合并感染对肝癌发生呈相加作用。

（二）黄曲霉毒素

WHO国际癌症研究所（international agency for research on cancer，IARC）认为黄曲霉毒素B1（aflatoxin B1，AFB1）是人类致癌剂。AFB1是一种污染主食（例如玉米）的真菌毒素，通过膳食摄入该物质可能诱发HCC，特别是在较少检测粮食中黄曲霉毒素的非洲及亚洲部分地区，以及在HBV感染者中。流行病学研究显

示，膳食摄入AFB1、TP53突变和HCC发病率间有很强相关性，尤其是在HBV感染患者中。

（三）饮水污染

我国肝癌高发农村地区与饮水污染有密切关系。最近发现，塘水或宅沟水中的水藻毒素，如微囊藻毒素（microcystin）是一种强促癌因素。报道认为AFB1与微囊藻毒素的联合作用为肝癌重要病因之一。

（四）烟酒

在我国北方地区，饮酒是肝癌发生的危险因素之一，而吸烟与HBsAg阴性肝癌有关。在北美，约15%肝癌与饮酒有关，而约12%肝癌发生与吸烟关联。同样，在日本地区烟酒均为肝癌危险因素，且具有协同作用。

（五）代谢综合征

研究表明，肥胖、糖尿病等可能是恶性肿瘤（包括HCC）发生的独立危险因素。一项研究纳入了743例肝内胆管细胞癌患者，发现存在代谢综合征是肝内胆管细胞癌的危险因素。

（六）预防策略

针对肝癌病因和危险因素采取有效措施，可达到预防和降低肝癌发生的目的。

1）肝癌一级预防包括接种疫苗和抗病毒治疗。我国作为HBV大国，应继续大力支持乙肝疫苗的普及，做到在儿童或青少年中彻底消除乙肝，杜绝HBV-HCC发生。此外，对慢性乙型和丙型肝炎患者进行抗病毒治疗。多项研究表明，治疗慢性HBV感染可降低HCC风险。一些系统评价提示，采用干扰素或核苷（酸）衍生物治疗后，HCC相对危险度下降50%~60%。抗病毒治疗可最大限度抑制病毒复制，减轻肝细胞炎性坏死和纤维化，有效减少肝硬化和肝癌发生。

2）改变不良生活方式。减少烟酒次数和频率；提倡减少食用过量花生及其制品；不吃霉变豆类食品等。

3）及时治疗与肝癌发生有关慢性疾病。避免长期使用对肝有害药物。

4）定期对重点人群进行肝癌早期筛查是预防肝癌的关键。

四、肝癌癌前病变的筛查与诊断方法

（一）血清学筛查

目前单纯从血清学筛查肝癌癌前病变十分困难。临床一般需多种指标结合预测，或作为影像学诊断的辅助检查分析。

AFP是肝癌诊断最常用肿瘤标志物，但生殖系肿瘤、病毒性肝炎、急性黄疸型肝炎、妊娠期妇女也可能出现血清AFP水平升高。因此诊断肝癌及癌前病变敏感度与特异度不高。AFP-L3为AFP海藻糖化变异体，已成为有效AFP补充诊断标记物。有研究表明AFP-L3诊断肝癌特异性可达92.9%，其可比影像学提前9~12个月发现肝癌。但其发现癌前病变的敏感性及特异性尚无明确报道。

DCP是凝血酶原前体，肝癌可出现血清DCP升高，但不同研究对DCP诊断肝癌价值存有疑义。DCP与AFP、AFP-L3等标志物联用，能更敏感诊断早期肝癌。

GPC-3表达异常可能发生在病毒性肝炎、自身免疫性肝炎、酒精性肝病、失代偿性肝硬化及肝癌中。尤其在肝硬化肝癌中，GP73显著增高。Tommaso等指出鉴别异型增生结节（dysplastic nodules，DN）与早期HCC最经典方案是GPC-3、热休克蛋白70（HSP70）和谷氨酰胺合成酶的组合，以上3个标志物中任意两个异常升高可协助诊断高分化HCC，灵敏度达72.9%，3个标志物阴性则主要出现在DN中。

可以想象，单纯血清学对早期肝癌诊断意义有限，其对更隐匿肝癌癌前病变的筛查能力更加局限。要想更有效用血清学对肝癌癌前病变进行筛查，需多种指标联合观察，或研究灵敏度、特异度更高的指标。

（二）超声检查

超声是临床广泛运用的无风险、非侵入性且成本适中的检查方法。

彩色多普勒超声可较精准估计结节大小并显示回声强度及回声均匀性。然而，癌前病变如异型增生结节在彩超中并无明显特异性，可表现为肝脏低回声或高回声结节，与早期HCC难以区分。因此，在超声发现异常结节后常推荐行CT或MR进一步检查。

超声造影可根据血管增强模式不同，区分癌前病变和HCC。造影剂注入后，HCC主要表现为“快进快出”型，而DN则主要表现为“慢进慢出”型。在DN中，低度异型增生结节（low grade dysplastic nodules，LGDN）以“慢进等出”为主，且多表现为等增强。高度异型增生结节（high grade dysplastic nodules，HGDN）表现较为复杂，主要为持续低增强，也可表现为早期动脉相低增强、随后等增强，还可表现为动脉相高增强、门静脉相和/或延迟相轻度低增强。HGDN与早期HCC鉴别较为困难。

（三）CT检查

肝癌癌前病变较少用CT检查。DN在CT平扫主要表现为低密度或等密度结节。其与再生结节、早期肝癌在增强扫描后常与肝实质呈同步强化，难以检出。个案报道肝动脉造影CT（CTHA）和经动脉门静脉造影CT（CTAP）两项技术可以检测到原发性肝癌早期病变。此外，碳-11标记的乙酸盐（11C-acetate）或胆碱（11C-choline）PET显像可提高对高分化肝癌诊断的敏感度，不建议用氟-18-脱氧葡萄糖（18F-FDG）PET/CT诊断肝癌癌前病变。

（四）MRI筛查

MRI较其他影像学检查，对肝癌癌前病变检出有明显优势。综合应用MRI及其常规序列之外的多种技术，如弥散加权成像（DWI），磁敏感加权成像（SWI），是诊断和鉴别诊断DN相对敏感及准确的影像学方法。临床常见DN主要表现为T1W1呈等或高信号；动脉期呈等或稍高信号；门脉期和过渡期呈等信号；T2W1呈等信号；弥散加权成像呈等信号。MRI动态增强扫描及动态检测能增强癌前病变诊断敏感度，也有助DN与HCC鉴别。目前细胞内外造影剂结合应用也能提高癌前病变检出率，包括钆塞酸二钠（EOB）、超顺磁氧化铁（SPIO）等。

（五）肝穿刺病理检查

病理学是诊断肝癌癌前病变“金标准”。肝增生结节直径小，且有的病灶内不同部位，如边界和中心分化程度迥异，所以使用粗针穿刺活检相比于细针穿刺抽吸肝活检更易发现阳性结果。此外病理活检阴性也不能完全排除临床诊断，需密切随访观察。受肝穿刺病理活检局限性影响，术前病理组织获取较为困难，主要还是来自于术后病理分析。目前病理将肝癌癌前病变分为几个类型。

1.异型增生灶（dysplastic foci，DF）

小于 1 mm 的异型肝细胞病灶，主要由小细胞样改变和铁染色阴性肝细胞团构成。

2.异型增生结节（dysplastic nodules，DN）

与周围肝组织在形状、颜色和质地上有所不同，结节在几毫米至 2 cm 以内，可是单个或多个结节。可细分为 LGDN 和 HGDN。LGDN 以大细胞异型增生为主，排列密度增加小于1.3倍，呈轻度异型性。LGDN 存在汇管区结构，无孤立性小动脉和假腺管，常将肝硬化大再生结节归纳到LGDN，一般认为LGDN具有低度恶变风险。HGDN以小细胞异型增生为主，有中到重度细胞异型性和结构异型性，排列密度高于周围肝组织1.3~2倍以上，可见少许孤立性动脉，并伴有膨胀性生长。HGDN具高度癌变风险。

（六）液体活检

近年，液体活检在肝癌早期诊断、辅助诊断及疗效检测的潜力逐渐显现，已被多个研究证实具有高效临床价值。液体活检对象包括循环肿瘤DNA、循环外泌体及循环肿瘤细胞（circulating tumor cells，CTCs）。目前液体活检已被证实可用于临床早期精准诊断肝癌。但肝癌癌前病变是否可通过液体活检精确检测及临床诊断尚无报道。

五、肝癌癌前病变的随访与治疗原则

（一）乙型病毒性肝硬化的治疗

乙型病毒性肝硬化应尽快接受综合治疗。重视抗HBV病毒治疗，必要时抗炎抗纤维化，并积极防治并发症。抗病毒治疗是最大限度长期抑制HBV复制，延缓和减少肝功衰、肝硬化失代偿、HCC和其他并发症。对于代偿期乙型病毒性肝硬化患者，推荐恩替卡韦、富马酸替诺福韦酯（TDF）或富马酸丙酚替诺福韦片（TAF）进行长期抗病毒治疗，或采用聚乙二醇干扰素α（PegIFNα）治疗，但需密切检测不良反应。对失代偿乙型病毒性肝炎肝硬化患者，推荐采用恩替卡韦或TDF长期治疗，禁用IFN治疗，若必要应用TAF治疗。若药物治疗欠佳，可考虑胃镜、血液净化（人工肝），介入治疗，符合指征肝移植前准备。

（二）丙型病毒性肝硬化的治疗

丙型病毒性肝硬化应尽快开展综合治疗，其中抗病毒治疗是关键。肝硬化患者HCV清除可降低肝硬化失代偿发生率，可减少但不能完全避免HCC发生，需长期检测HCC发生情况；Child-pugh评分A和B级肝硬化患者HCV清除可延缓或降低肝移植需求。肝移植患者移植前抗病毒治疗可改善移植前肝功能及预防移植后再感染，移植后抗病毒治疗可提高生存率。若药物治疗欠佳，可考虑胃镜、血液净化（人工肝），介入治疗，符合指征肝移植前准备。

（三）酒精性肝病的治疗

ALD治疗原则是戒酒和营养支持，减轻ALD严重程度；改善已存在继发性营养不良；对症治疗酒精性肝硬化及其并发症。戒酒是治疗ALD最重要和首要措施，戒酒过程中应注意防治戒断综合征。在戒酒基础上，为患者提供高蛋白、低脂饮食，并补充多种维生素，加强营养支持。严重酒精性肝硬化可考虑肝移植，但要求患者肝移植前戒酒3~6个月，并无其他脏器的严重酒精性损害。肝移植对Child-pugh分级为C级和/或MELD≥ 15的ALD患者存活有益。

(四) 代谢综合征的治疗

目前代谢综合征治疗的主要目标是预防心血管疾病及2型糖尿病发生，对已有心血管疾病者则要预防心血管事件。积极且持久的生活方式治疗是达到上述治疗目标的重要措施。原则上应先启动生活方式治疗，如不达标，则应针对各个组分采取相应药物治疗。

(五) 随访监测原则

1. 乙型、丙型病毒性肝炎肝硬化

应每6~12个月对患者行实验室检查（肾功能/电解质、肝功能检查、白蛋白、全血细胞计数、凝血酶原时间、甲胎蛋白）和影像学检查（每6个月1次腹部超声检查），以监测晚期肝病体征和症状、疾病进展、是否出现门静脉高压并发症，如腹水、肝性脑病、黄疸和静脉曲张破裂出血。

患有乙型、丙型病毒性肝炎肝硬化患者、都具罹患HCC高风险，应每6个月对其进行超声监测，联合或不联合甲胎蛋白检查。

2. 酒精性肝病

对于ALD，可通过定期肝功能检测和医务人员的随访来监测。重要的是要评估任何恶化体征和症状。医务人员应监测对治疗和戒酒的依从性。诸如Child-Pugh分级（包括临床和实验室变量的组合）等模型，可用来评估疾病严重程度和设置未来参考基线。

3. 代谢综合征

应每6周监测血脂水平（低密度脂蛋白、高密度脂蛋白和甘油三酯），直到达到目标值。一旦稳定，每6个月检测1次。

应在开始使用他汀类、贝特类、依折麦布或烟酸（尼克酸）前测定血清转氨酶和肌酸激酶水平。每次调整药物剂量时均应再次测定这些值，剂量稳定后每6个月监测1次。

应每3个月检测1次血压、血糖和糖化血红蛋白。每月应测量腰围和体重指数。

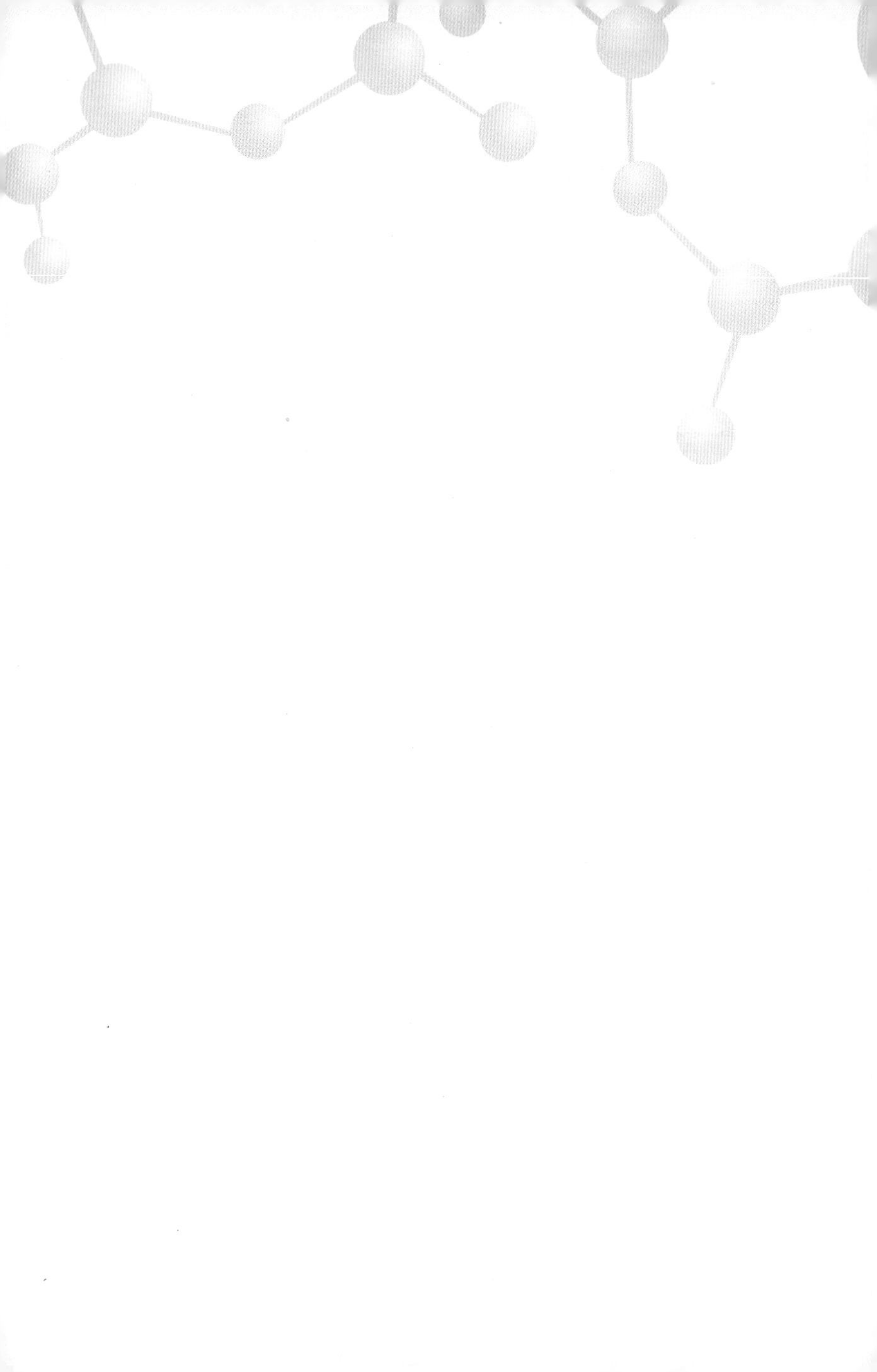

第八章

食管癌

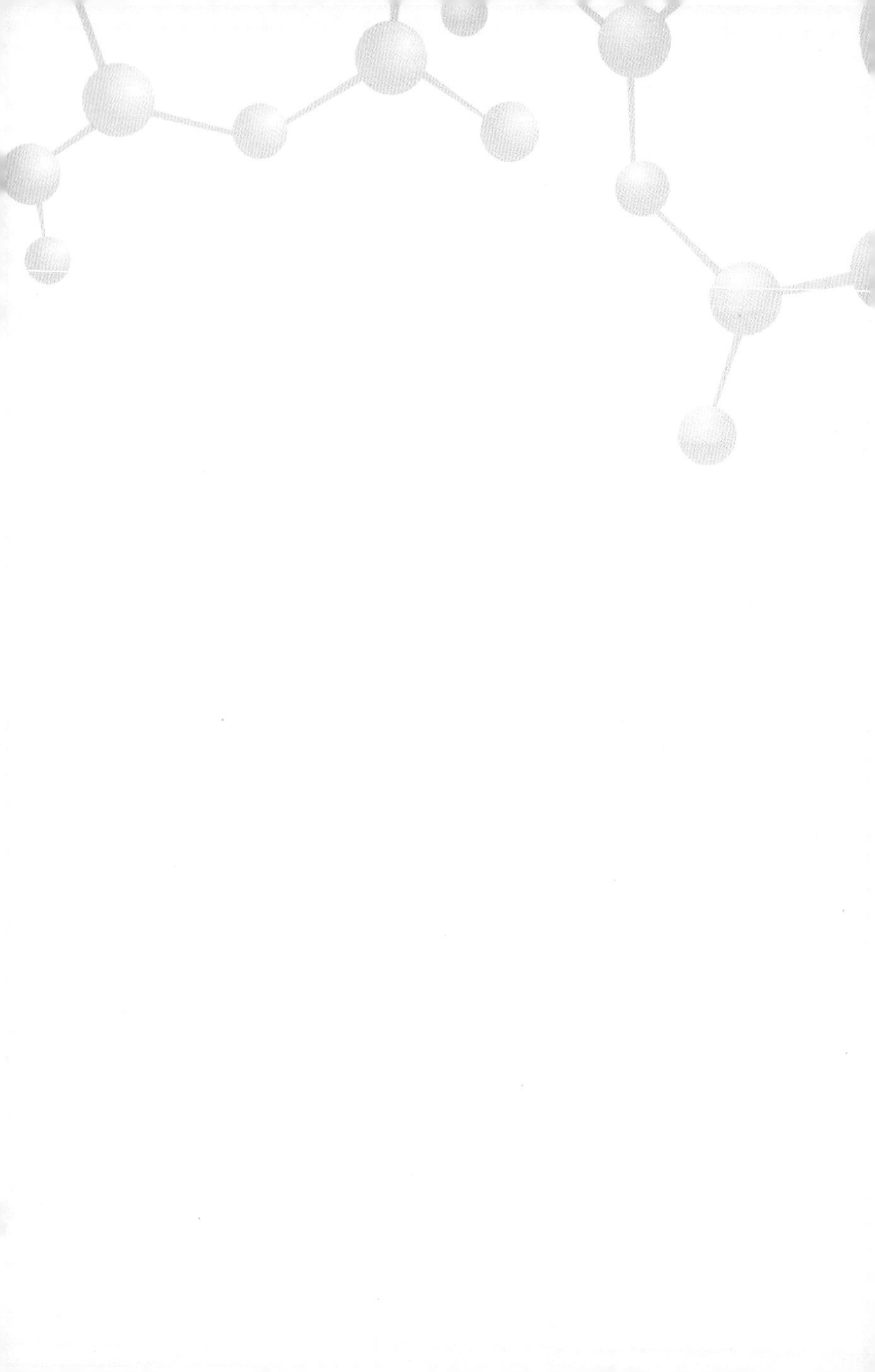

一、食管癌癌前病变的定义与分类

癌前病变属于病理学概念范畴，定义为癌变风险较高的各种病理学改变，通常包括但不限于异型增生（dysplasia）。病理学上，食管黏膜异型增生是指黏膜基底层以上上皮细胞形态学及细胞排列方式呈现出不同于正常上皮细胞异型性；遗传学上，异型增生的上皮细胞存在不同于正常上皮细胞的基因克隆性改变；生物学上，异型增生黏膜上皮细胞具有潜在侵袭性风险。WHO 肿瘤组织学分类（2019年第5版）已将癌前病变（precursor lesion）概念同其他癌种统一，拟推广上皮内瘤变逐渐替代异型增生等名词。关于名称间的对应关系如下：低级别上皮内瘤变（low-grade intraepithelial neoplasia，LGIN）相当于轻度及中度异型增生；高级别上皮内瘤变（high-grade intraepithelial neoplasia，HGIN）相当于重度异型增生及原位癌。本章节内容陈述统一采用WHO推荐的LGIN及HGIN，但所列举临床证据中相关术语以原位为准。

食管癌的癌前病变通常包括食管鳞状上皮内瘤变及Barrett食管异型增生两类，其中含与我国广大食管鳞癌患者群体密切相关的食管鳞状上皮内瘤变。业已证实食管鳞癌来源于食管鳞状上皮内瘤变，且无论LGIN抑或HGIN均不同程度地增加食管鳞癌风险。以我国食管鳞癌高发区河南省林州地区为例，共计682例被调查对象经13.5年的跟踪随访，结果发现与健康对照相比，内镜筛查过程中发现的食管鳞状上皮轻、中、重度异型增生者最终癌变的累积发生率分别为24%、50%及74%，相对风险比（RR）分别为2.9（95%CI 1.6~5.2），9.8（95%CI 5.3~18.3）及28.3（95%CI 15.3~52.3）。HGIN癌变风险显著高于LGIN。另一项基于我国食管癌高发区（河南林州、河北磁县及山东肥城）超2万例调查对象经8.5年随访调查发现，经内镜筛查诊断食管上皮细胞重度异型增生/原位癌、中度异型增生及轻度异型增生者，最终发展为食管鳞癌的累积发病率分别为15.5%、4.5%和1.4%；同健康对照相比，RR分别为55.78(95%CI 29.78~104.49)、15.18(95%CI 8.98~25.66)及4.55(95%CI 2.82~7.34)。

二、食管癌癌前病变的流行病学

尽管我国目前已有大量针对食管癌的流行病学研究，但受限于癌前病变流行情况报告依赖大规模健康人群的内镜筛查，目前对食管癌癌前病变流行率的关注和研究非常有限。一项前瞻性随机对照研究我国食管癌高发区40~69岁人群食管癌癌前病变流行情况，3.11%人群存在可检出的轻度异型增生，年龄标化率为2.79%；0.57%的人群存在可检出的中度异型增生，年龄标化率为0.49%；0.41%的人群存在可检出的重度异型增生，年龄标化率为0.33%。

三、食管癌癌前病变危险因素与预防策略

（一）不良饮食习惯

腌制食品、饮食不规律、霉变食品、喜烫食、高盐饮食、进餐速度快等均会增加食管癌的发病风险。其中，基于我国食管癌高发区的研究表明：饮用水源（浅井水）可能也是食管癌及癌前病变发病的危险因素。

（二）遗传因素

食管癌呈现一定程度家族聚集性。基于我国人群前瞻性随机对照研究显示，食管癌家族史与食管鳞癌发病风险存在密切关联。目前有病例对照研究发现食管鳞癌发病风险随着一级亲属（First-degree relative，FDR）食管癌患病数量的增加而增加。父母双方均患食管癌的个体食管癌发生风险显著增加约7倍。同时，遗传因素在食管癌发生和发展中具重要作用。食管癌遗传易感性存在个体差异，不同遗传易感位点对食管癌发生风险的影

响不同，目前已确定几十个食管癌的遗传易感位点。

（三）不良生活习惯

吸烟和饮酒史是食管癌发生的危险因素。基于8项来自亚洲人群的研究显示每周酒精摄入量大于200 g者食管癌发生风险是不饮酒者的5.8倍。此外，基于中国人群的相关研究表明，每日吸烟量越大、持续时间越长，引起食管癌风险越大。

（四）预防策略

通过控制食管癌发生风险因素（热烫饮食、腌制饮食、辛辣饮食、油炸饮食、高盐饮食、霉变饮食、硬质饮食、快速进食、不规律饮食、吸烟、饮酒）、适当摄入新鲜蔬菜水果、膳食纤维及膳食钙以期从病因防控上降低人群水平食管癌的发病风险。此外，建议对年龄不小于45岁且符合以下任意一项：①长期居住于食管癌高发地区（年龄标化发病率大于15/10万为高发地区）；②一级亲属中有食管癌疾病史；③患有食管癌前疾病或癌前病变；④有吸烟、饮酒、热烫饮食等生活和饮食习惯的食管癌高风险人群进行必要的上消化道早期筛查。

未来，基于已知食管癌风险因素构建预测模型，通过大规模内镜筛查前的高危人群浓缩提高筛查绩效、降低人群水平食管癌的死亡率，是我国食管癌防控工作的重要方向。

四、食管癌癌前病变的筛查与诊断方法

早期食管癌前病变具有隐匿性，较难发现，目前筛查与早期诊断方法具体如下。

（一）血清肿瘤标志物

目前，多项研究提出食管癌患者血清中发现的肿瘤相关抗原自身抗体（Tumor associated autoantibody，TAA），如p53、NY-ESO-1、HSP70、c-Myc、MMP-7等可作为早期食管癌诊断的生物标志物。但上述单一抗体或多种自身抗体组合的诊断价值灵敏度大多非常低，达不到筛查或诊断食管癌癌前病变的标准。目前，基于我国食管癌高发区河南省滑县的自然人群食管癌队列研究提出NY-ESO-1、STIP1、MMP-7自身抗体联合食管恶性病变风险预测模型具有食管癌癌前病变良好的诊断价值。未来开发扩展和优化血清标志物组合，在食管癌前病变早期筛查和诊断中具有良好前景，但目前不推荐生物标志用于食管癌癌前病变的筛查与诊断。

（二）食管新型细胞收集器检查

传统拉网细胞学检查的灵敏度偏低，且缺乏高级别

证据支持。目前，国内多个专家共识均已不推荐将传统机械球囊和充气球囊拉网细胞学作为早期食管癌筛查手段。食管新型细胞收集器是一种新型食管细胞学采样装置，相比传统拉网细胞学采样具有更高成功率。食管新型细胞收集器进行细胞学检查联合生物标志物检测可对Barrett食管相关异型增生及早期食管腺癌进行有效初筛，但中国是食管鳞癌高发国，新型细胞收集器在食管鳞状上皮异型增生及早期食管鳞癌的初筛中尽管具有一定应用前景，但仍缺乏适用于我国人群食管癌癌前病变筛查及诊断的充分证据。目前，推荐使用食管新型细胞收集器进行Barret食管筛查及内镜前食管癌初筛。

（三）食管内镜检查

1.纤维胃（食管）镜检查

食管癌诊断中常规且必不可少的方法，但常规内镜筛查在食管癌前病变的诊断中漏诊率较高，有研究表明常规内镜对上皮内瘤变诊断的准确率不足60%。

2.食管超声内镜（endoscopic ultrasound，EUS）

临床诊断早期食管癌临床T分期的重要检查手段，可将食管分为黏膜层、黏膜肌层、黏膜下层、肌层和外膜，在准确判断早期食管癌外侵程度方案有优势。

除上述常规内镜检查与超声内镜检查外，对食管癌前病变的诊断还有许多特殊内镜检查优于超声内镜。

3.色素内镜

目前主要用于食管癌高发区大规模人群筛查，通过碘染色法可进一步提高食管癌前病变阳性检出率。此外，来自我国食管癌高发区河南省滑县研究表明内镜下碘不染色病变大小对食管癌前病变诊断及进展预警具有较好的提示意义，可将癌前病变进展预警准确率由70%提高到85%以上。

4.放大内镜（magnifying endoscopy）

放大内镜是在普通内镜前端配置可调焦距的放大系统，将食管黏膜放大几十甚至上百倍，观察组织表面显微结构和黏膜微血管网形态特征的细微变化，尤其是在与电子染色内镜相结合时，对黏膜特征的显示更为清楚，提高食管癌前病变诊断的准确性。此外，窄带光谱成像（narrow band imaging，NBI）技术已广泛应用于临床，结合放大内镜有助于更好地区分病变与正常黏膜及评估病变浸润深度，是识别早期食管病变的重要手段。

因此，推荐Lugol氏液染色内镜或窄NBI内镜作为食管癌前病变筛查和诊断的首选，条件不足者可选择普通白光镜联合碘染色，有条件可联合放大内镜。

五、食管癌癌前病变的随访与治疗原则

（一）食管鳞状上皮细胞异型增生

1）低级别上皮内瘤变患者每1~3年进行1次内镜检查。

2）低级别上皮内瘤变合并内镜下高危因素或病变长径大于1 cm每年接受1次内镜检查，持续5年。

3）低级别上皮内瘤变合并高级别病变表现或合并病理学升级危险因素患者行内镜下切除，未切除者应3~6个月内复查内镜并重新活检；因病灶过长、近环周等原因难以整块切除或患者不耐受内镜切除术时可考虑应用射频消融技术。

4）高级别上皮内瘤变且经内镜或影像学评估无黏膜下浸润和淋巴结转移者，内镜下整块切除；因病灶过长、近环周等原因难以整块切除或患者不耐受内镜切除术时可考虑应用射频消融技术。

（二）Barrett食管异型增生

1）推荐无异型增生的Barrett食管患者每隔3~5年行1次内镜检查。

2）Barrett食管伴黏膜低级别异型增生的患者推荐

内镜下射频消融治疗，未行治疗者每6~12个月随访1次。

3）Barrett食管伴高级别异型增生，首选内镜下切除后行射频消融治疗。

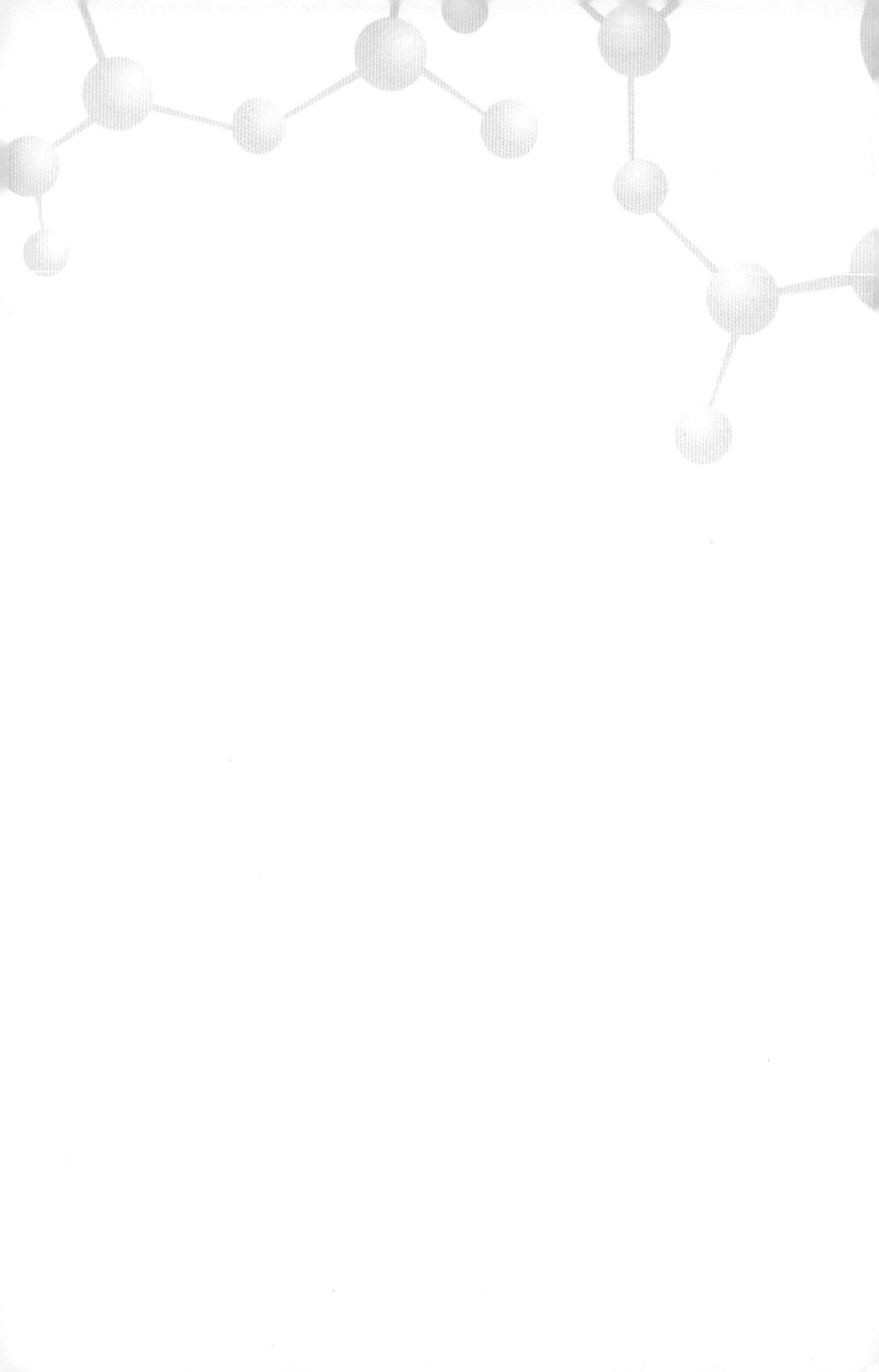

第九章

胰腺癌

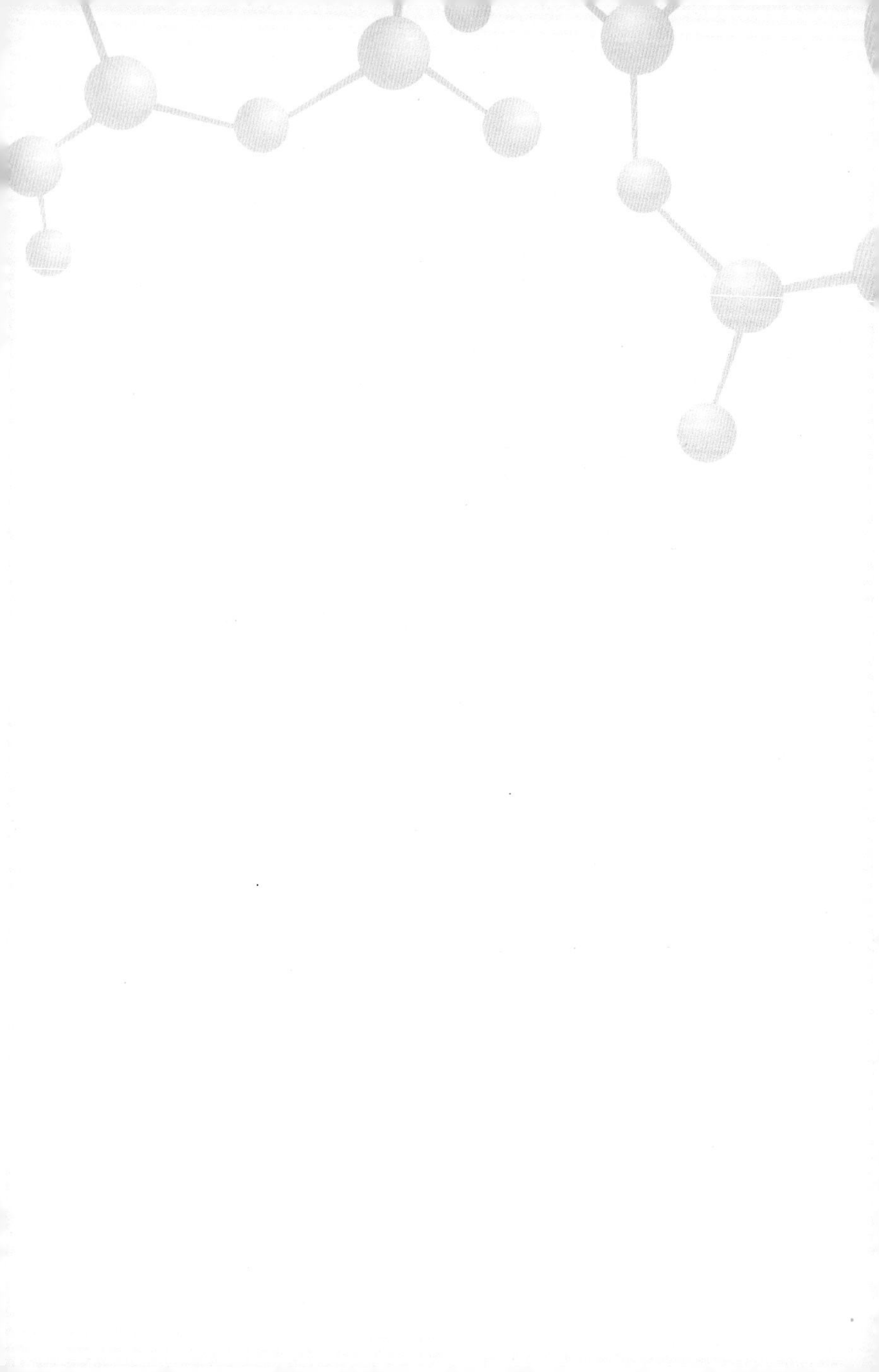

一、胰腺癌癌前病变的定义与分类

（一）胰腺癌癌前病变的定义

胰腺癌是全球第12位常见恶性肿瘤，也是肿瘤死亡第7大原因，死亡率与其发病率相当，5年生存率不到10%。在过去25年中，胰腺癌全球负担增长1倍，目前已有130多个国家排在肿瘤死亡的前十位。

肿瘤的形成是一个多阶段、高度动态的过程。形态学上，胰腺癌并不是“从头”（de novo）发展的，而是通过胰腺细胞逐步转化，其中最常见的模式就包括胰腺癌癌前病变的形成。胰腺癌发展可概括为三个阶段：①癌前病变的形成至浸润性病变；②浸润性病变至原发癌内转移亚克隆形成；③肿瘤转移播散致病人死亡。有研究预测各个时期的平均持续时间分别约为11.7年、6.8年、2.7年。

目前公认的胰腺癌癌前病变主要包括胰腺上皮内瘤变（pancreatic intraepithelial lesions，PanINs）、导管内乳头状黏液瘤（intraductal papillary mucinous neoplasms，IPMN）和黏液性囊腺瘤（mucinous cystic neoplasms，MCN）等。

（二）胰腺上皮内瘤变

PanINs是小叶内胰腺导管中出现的微小扁平或乳头状病变，黏蛋白分泌不明显，是胰腺癌多步肿瘤进展模型的一部分。PanINs可分为3级，PanIN-1 a上皮由高柱状细胞组成，核位于基底，有丰富黏液性胞质。PanIN-1 b上皮病变出现了乳头、微乳头或基本为假复层结构；PanIN-2上皮病变大多为乳头状结构，细胞出现核异常改变，包括极性消失、核增大、排列拥挤及假复层等；PanIN-3 上皮病变通常为乳头或微乳头状结构，细胞核失去极性，出现营养不良性杯状细胞，偶可见异常核分裂；此类细胞核形态类似于癌，但无基底膜侵袭。

（三）导管内乳头状黏液瘤

IPMN以肿瘤性乳头状增生、黏蛋白分泌和胰腺导管扩张为特征，分为三种类型，主胰管型IPMN（MD-IPMN）、分支胰管型IPMN（BD-IPMN）和混合型IPMN（MT-IPMN）。MD-IPMN常在没有胰管阻塞情况下，主胰管扩张超过5 mm，主要发生在60岁以后，男性较为常见。MD-IPMN和混合型常表现腹痛、体重减轻、黄疸和胰腺炎，BD-IPMN多无症状。MD-IPMN的恶性转化和侵袭性生长较为频繁。IPMN中涉及分支胰管的癌变风险约为24%，如果主胰管受到影响，该值将增加到60%。

（四）黏液性囊腺瘤

MCN的发病率较低，主要出现在50岁左右女性身上，胰腺体尾部常见。MCN在2010年被WHO列为胰腺癌癌前病变，并分为良性、低度恶性和恶性（原位癌）。MCN常是一个平均几厘米长的病灶，不与胰腺导管系统相通，由分泌黏蛋白柱状上皮细胞和致密卵巢样基质组成。超声内镜显示病变为充满黏液薄壁分隔囊肿。囊液含有高浓度癌胚抗原和低淀粉酶值。提示恶性特征包括大小超过4 cm、囊壁和分隔增厚、囊内实性区域、胰管扩张和附壁结节。

二、胰腺癌癌前病变的流行病学

胰腺上皮内瘤变（pancreatic intraepithelial lesions，PanINs）、胰腺导管内乳头状黏液瘤（intraductal papillary mucinous neoplasms，IPMN）、胰腺黏液性囊腺瘤（mucinous cystic neoplasms，MCN）等都有发生恶变概率，因此均属于胰腺癌癌前病变。

由于上述病变基本不会引起患者出现明显症状，仅少数会出现腹部胀痛不适、黄疸、消化不良等症状，所以既往这些疾病较少为人所知。但随影像学技术发展和健康体检日益普及，这些疾病检出率呈逐年上升趋势，但目前各单病种的人群发病率尚无确切数据。

PanINs是显微镜下出现在小叶内胰管的扁平或乳头状病变，是胰腺癌的多步肿瘤进展模型中胰管变化的重要组成部分，根据细胞异形程度分为PanIN-1、PanIN-2和PanIN-3。不同于囊性肿瘤，PanINs不仅无任何症状，且影像学上也无明显异常，但却是最常见的胰腺癌癌前病变。有报道表明，大约82%胰腺导管腺癌起源于PanIN，且有40%左右胰腺导管腺癌标本中合并有PanIN-3。研究表明PanIN不仅在胰腺癌发生过程中扮演重要角色，同时对胰腺癌复发和患者生存时间都有重要影响，尤其相比于其他囊性肿瘤类的癌前病变。

最新流行病学调查显示，胰腺囊性肿瘤（pancreatic cystic neoplasm，PCN）在普通人群中发病率约为2%，且随年龄增长，发病率亦逐渐升高，在70岁以上人群中发病率可高达10%，其中IPMN和MCN在胰腺囊性瘤中最为常见。

IPMN好发于老年人，且以男性居多，根据病变与主胰管关系，可分为主胰管型IPMN、分支胰管型IPMN

及混合型IPMN。不同类型间具有明显异质性及恶变潜能，其中分支胰管型IPMN癌变率大约在20%左右，而主胰管型及混合型IPMN癌变率高达68%。尽管有很多报道IPMN发生恶变比例，但目前尚缺乏源于IPMN胰腺癌所占比例的回顾性研究。

MCN多见于中年女性，好发于胰腺体尾部，约占所有胰腺瘤1%~2%。发生癌变机率相对较小，据不同报道大约在3%~36%。即使发生癌变，早期切除术后5年生存率依然可高达60%。正因如此，MCN恶变形成胰腺癌并进一步导致死亡率较低。因此，目前尚无大规模数据报告MCN对胰腺癌整体发病率及由其导致死亡率的影响。

三、胰腺癌癌前病变的危险因素与预防策略

胰腺癌发病原因和确切机制尚不完全清楚，流行病学调查显示与多种危险因素有关，具体分为个体因素、生活方式、损伤感染、良性疾病、癌前病变等。

（一）个体因素

1.年龄

大部分恶性肿瘤与年龄呈正相关，胰腺癌也不例外。40岁以上，尤其是50岁以上，发病率呈升高趋势，

老年患者常预后更差，可能与老年相关疾病有关，如合并症、营养不良、身体和认知功能受损、社会支持有限等。值得注意的是，胰腺癌的发病情况在近年来出现年轻化趋势，提示要重视年轻人群发病机制和防控工作。

2.性别

胰腺癌发病率男性高于女性，男性可能受其他环境和行为危险因素影响较大，进而导致发病率、死亡率较女性高。

3.血型

ABO血型与胰腺癌发生风险存在联系，A、AB或B型人群发生胰腺癌风险比O血高，且O型胰腺癌患者中位生存时间明显长于非O型患者。

4.遗传易感性

5%~10%胰腺癌具致病性胚系基因突变，多发生在DNA损伤修复基因中。常见的遗传易感基因包括*ATM*、*BRCA2*、*CDKN2A*、*MSH2*、*MSH6*、*PALB2*、*TP53*、*BRCA1*等。

5.遗传综合征

①Peutz-Jeghers综合征：相关基因为*STK11/ LKB1*；胰腺癌患病风险是普通人群的132倍。

②遗传性胰腺炎：相关基因为*PRSS1*、*SPINK1*、*CFTR*；胰腺癌患病风险是普通人群的26~87倍。

③FAMMM综合征（familial atypical multiple mole melanoma，家族性恶性黑色素瘤综合征）：相关基因为*CDKN2A*；胰腺癌患病风险是普通人群的20~47倍。

④林奇综合征（Lynch syndrome）：相关基因为*MLH1*、*MSH2*、*MSH6*、*PMS2*；胰腺癌患病风险是普通人群的9~11倍。

⑤遗传性乳腺癌和卵巢癌综合征：相关基因为*BRCA2*、*BRCA1*、*PLAB2*；胰腺癌患病风险是普通人群的2.4~6倍。

⑥家族性腺瘤性息肉病（FAP）：相关基因为*APC*；胰腺癌患病风险是普通人群的4.5倍。

⑦共济失调毛细血管扩张综合征：相关基因为*ATM*；胰腺癌患病风险是普通人群的2.7倍。

6.家族性胰腺癌

家族史是胰腺癌的危险因素，胰腺癌患者在确诊时如已有两个或两个以上一级亲属被诊断为胰腺癌，则认为疾病是家族性的。两个一级亲属被诊断为胰腺癌，胰腺癌患病风险是普通人群6.4倍；三个以上，胰腺癌患病风险则高达普通人群32倍。

（二）生活方式

1. 吸烟

吸烟是生活方式中与胰腺癌发病相关性最强的危险因素，在吸烟强度、持续时间、吸烟累积量和胰腺癌风险之间也被证实存在非线性剂量-反应关系。

2. 饮酒

酒精摄入与胰腺癌发病也有适度关联。高酒精摄入量，尤其是酗酒显著增加胰腺癌风险；低到中度酒精摄入和胰腺癌发病风险相关性不大，曾经饮酒胰腺癌患者死亡率较从未饮酒死亡风险高25%。

（3）肥胖：肥胖会增加胰腺癌发病率和死亡率。BMI >30 增加胰腺癌发病风险，BMI 每增加 5 个单位，胰腺癌发病风险增加 10%。胰腺脂肪浸润与胰腺上皮内瘤变发生有关，后者又是胰腺导管腺癌的癌前病变。

（三）损伤感染

1. 职业暴露

暴露于化学品和重金属，如杀虫剂、石棉、苯和氯化烃等环境中的从业者罹患胰腺癌的危险性增高。

2. 微生物

消化道链球菌数量减少和牙龈卟啉单胞菌数量增多会提高胰腺癌发病风险。另外，乙型肝炎病毒、丙型肝炎病毒、幽门螺杆菌等感染也是胰腺癌的危险因素。

（四）良性疾病

1. 糖尿病和（或）新发空腹血糖升高

长期慢性糖尿病病史增加胰腺癌发病风险，胰腺癌患者平均在诊断前30~36个月会出现新发空腹血糖升高。糖尿病患者患胰腺癌风险是健康人群的3.69倍，并且与糖尿病持续时间具有相关性。

2. 慢性胰腺炎

慢性胰腺炎胰腺癌发病风险比正常人群高13倍，其中约5%最终发生胰腺癌。

（五）预防策略

1）积极戒烟，避免二手烟。

2）避免酗酒。

3）注意饮食。

①高糖饮料、饱和脂肪酸饮食与肥胖、糖尿病及胰腺癌发病年轻趋势化有关，尽量避免这类饮食。

②食用红肉（特别是在高温下烹饪）、加工肉类、

油炸食品和其他含有亚硝胺的食物可能会增加胰腺癌风险，可能与肉类和亚硝酸盐中的致癌物质或用于保存加工肉类的 N-亚硝基化合物有关，尽量减少红肉和加工肉摄入。

③叶酸摄入能降低胰腺癌发病风险，应增加饮食中维生素丰富的新鲜水果摄入。提倡食用十字花科蔬菜，如青菜、白菜、萝卜及西兰花等。控制饮食，均衡摄入营养，避免暴饮暴食和油腻高脂饮食。

④加强锻炼，合理释放压力，提倡户外有氧活动。

⑤生活有规律，少熬夜，规律作息，每天确保证睡眠充足。

⑥胰腺癌发生和肥胖有一定关系，体重一旦超标，要积极减肥，管住嘴、迈开腿，尽可能控制体重在合理范围。

⑦增强对化工行业暴露人员保护，尽量不接触杀虫剂及除草剂，必要时采取防护措施。

⑧积极控制糖尿病、肝炎及根治幽门螺杆菌。

⑨防止良性病恶化，有胰管结石、IPMN、黏液囊腺瘤或其他胰腺良性病应及时就医，定期检查。

⑩注重定期体检。

四、胰腺癌癌前病变的筛查与诊断方法

目前新的胰腺癌早期筛查和诊断方法研究，绝大多数都是在有病理证实的胰腺癌患者中，观察和评价不同诊断方法的敏感度、特异度和准确性，真正意义上的早期诊断应提早到在细胞学和分子生物学的水平预测胰腺癌发生之前，因此明确胰腺癌高危人群的定义并定期随访是提高早期胰腺癌诊断率的关键。胰腺癌目前逐渐成为消化道常见恶性肿瘤之一，但一般人群终身患病风险为1.3%，因此不建议把无症状人群设为筛查对象，选择胰腺癌高危人群为筛查对象将获得更大收益。国外将有胰腺癌家族史和（或）患有某些遗传综合征（如遗传性胰腺炎、遗传性非息肉病性结直肠癌、Peutz-Jeghers综合征、家族性乳腺癌、家族性非典型性多发性黑色素瘤等）的个体定义为高危人群进行筛查。我国将胰腺癌高危因素如不良生活方式（吸烟、肥胖、酗酒、三高饮食等）、良性疾病（慢性胰腺炎、糖尿病、消化道良性疾病手术史等）等非遗传因素，以及家族性胰腺癌、遗传性乳腺癌、遗传性胰腺炎、黑色素瘤综合征等遗传因素综合起来制定胰腺癌高危人群筛查量表，以便针对不同患病风险人群制定筛查策略。

目前国内对高危人群的鉴定和筛查尚无公认方案，虽然胰腺癌筛查手段在不断发展，但从卫生经济学角度，现有筛查方式对疾病负担和诊疗成本的降低效果并不明显。目前，胰腺癌筛查手段主要为影像学、肿瘤标志物和基因检测。超声、CT、MRI、MRCP、EUS等传统影像学技术在不断更迭。超声因其经济、简单、无创等特点，是早年间胰腺癌高危人群筛查的首选影像学手段，随后，CT逐渐广泛应用于胰腺癌诊断、分期、疗效评价中使用最多的手段。然而，虽然CT、MRI等影像学检查具有重要价值，但是因价格昂贵、操作复杂，因此难以在高危人群中进行广泛应用。2020年我国最新综合诊疗指南推荐高危人群每年进行一次增强CT、MRI、磁共振胰胆管造影（MRCP）和/或超声内镜（EUS）检查，可以缩短可疑个体筛查时间。然而，该筛查手段成本较高，医保所能报销范围较小，需证据等级高的卫生经济学研究来进行成本-效益分析。另外，由于胰腺癌病理分型不同，不同影像学技术的敏感度和特异度表现出较大差异，难以选择出最合适影像学技术应用于实际筛查中，这也是限制影像学作为胰腺癌主要筛查手段重要因素。荷兰家族聚集性胰腺癌监测的结果表明，EUS对胰腺实体病灶检查敏感度远优于MRI/MRCP，但对囊性病变，后者优于前者。

单一肿瘤标志物诊断胰腺癌，尤其是诊断早期胰腺癌的敏感度和特异度均不高。CA19-9是胰腺癌相关抗原，对晚期胰腺癌诊断具重要价值，但早期胰腺癌血清中CA19-9水平不高，且CA19-9在某些良性病变或其他恶性肿瘤中也可高表达，因此CA19-9必须与其他肿瘤标志物联用。目前，国内一项Meta分析表明，CA242对胰腺癌诊断敏感度（71.9%）和特异度（86.8%）更高。相关代谢组学研究也提及了一些潜在的胰腺癌早期诊断标志物，使用代谢组学研究发现，在胰腺癌疾病进程中，发生了代谢重编程、对微环境中其他代谢物质进行代谢干扰等生物过程，因此多种代谢产物如M2-丙酮酸激酶、异柠檬酸、肌醇有望成为胰腺癌早期诊断的标志物。目前，针对胰腺癌肿瘤标志物研究较多，如若将多种肿瘤标志物联合检测，可弥补单一指标局限性并互补各指标优缺点。因此，建立胰腺癌早期诊断多种肿瘤标志物预测模型，是提高诊断效能的潜在方法。

目前较为成熟胰腺癌基因检测为针对K-ras基因、p53基因突变。K-ras突变与胰腺癌发生最为密切，且该基因突变主要发生在早期阶段，因此可作为早期诊断重要手段，但其诊断效能不尽如人意。而p53基因突变对高危人群筛选的潜在价值已得到证实，目前主要对其检测方法进行改进，以提高诊断价值。关于微小RNA、ctDNA、外泌体等与胰腺癌诊断的研究为胰腺癌发病机制及早期诊断提供了线索，但其在临床和公共卫生领域的应用价值仍需大样本前瞻性研究验证。

五、胰腺癌癌前病变的随访与治疗原则

尽管大部分癌前病变并不会演变为胰腺癌，然而目前并无大宗数据和明确研究证据证实前述癌前病变的恶变潜能，因此癌前病变的随访及对合并危险因素癌前病变的治疗，成为目前预防胰腺癌最优解决方案。

（一）胰腺癌癌前病变的随访

胰腺癌癌前病变的随访多通过断层影像CT、MR进行复查监测，MRCP对黏液性囊腺瘤，尤其是IPMN等囊内壁结节、乳头样突起有比较良好的随访价值，对癌前病变导致的胰管扩张程度评估也有不可替代的价值。与食道、胃肠等消化器官的癌前病变不同，胰腺癌癌前病变并不能通过内镜下微创方式进行多次随访、活检乃至局部剥除。超声内镜对胰腺癌前病变随访有独特地

位，其敏感性较高，对癌前病变有较高检出率；然而由于不同地域、医院整体医疗水平有相当大差异，同时内镜超声的诊断受医生个人诊断经验、对胰腺相关疾病的认知程度、患者的配合程度等影响较大，超声内镜在癌前病变随访中的应用受到了限制。胰管镜在临床应用范围较小，且胰管镜操作可能诱发胰腺炎等风险，癌前病变随访并不常规推荐胰管镜。

血液肿瘤指标检查简单易行，可重复性高，经济负担小，可作为癌前病变随访的常规项目。部分医院超声内镜医生会选择对胰腺的囊性病变进行穿刺，囊壁进行病理学检查，囊液进行肿瘤指标检查，CEA明显增高可能提示病变为粘液性肿瘤，然而其诊断价值并未得到验证和公认。囊液分子检查如KRAS，GNAS等检测价值较CEA高，但临床未常规开展。

（二）胰腺癌癌前病变的治疗原则

尽管不同指南对于胰腺前病变治疗建议均不尽相同，但仍有下述被多数指南接受的危险因素如：黄疸、增强的乳头样结节超过5 mm、主胰管扩张超过10 mm，对合并这些危险因素的癌前病变，推荐积极进行手术干预；对于合并CA199增高、乳头样结节小于5 mm、主胰管扩张5~9.9 mm、病变最大径大于4 cm（仍有争议）、病变快速增大（仍有争议）等因素，推荐进行超声内镜穿刺检查，年轻患者及有焦虑特质等因素可考虑手术处理。除外上述危险因素，体检偶发胰腺癌前病变可选择随访，但对随访频次、手段、时间长度仍有争议，部分学者认为随访时间需要5年，但也有研究显示随访10年后发现癌前病变恶变。

此外，胰腺局灶癌变和原位癌很难通过常规体检查出，因为没有灵敏的肿瘤标志物，CT/MRI或内镜也很难发现这种早期细微改变。胰腺癌局灶癌变和原位癌的诊断主要是手术切除后的标本中偶然发现，它常在胰腺癌前病变中合并，比如IPMN合并局灶癌变，或PanIN合并原位癌等。需要由有经验的病理科医生连续切片中仔细判读染色切片做出诊断。在胰腺癌前病变到胰腺癌的发展过程中，由于无灵敏标志物或影像学检查或内镜检查手段准确预判何时发展到局灶癌变或原位癌阶段，所以建议在癌前病变阶段做好定期检查，因为当出现CA199等肿瘤标志物升高或CT/MRI提示恶性时，病理常已发展到胰腺癌阶段。

胰腺局灶癌变和原位癌的治疗以手术为主，对手术后病理合并局灶癌变和原位癌者，术后是否需要辅助化疗，目前并无专门针对局灶癌变和原位癌的辅助化疗的临床试验。但因为局灶癌变和原位癌仍属于胰腺癌范畴，笔者在临床中也碰到IPMN合并原位癌的患者在术后半年出现腹腔转移，因此结合CACA胰腺癌指南术后辅助化疗的原则，仍建议胰腺局灶癌变和原位癌术后行辅助化疗半年。术后定期复查肿瘤标志物和影像学检查，如增强CT或增强MRI。用于减少术后复发转移的风险。

需要注意的是，癌前病变随访和治疗既要避免低估癌前病变的危害和恶性潜能，也要避免过度治疗，造成医源性胰腺内外分泌功能不全。在随访和治疗决策上，需要结合临床评估、患者意愿、经济代价等家庭社会因素多重考量。

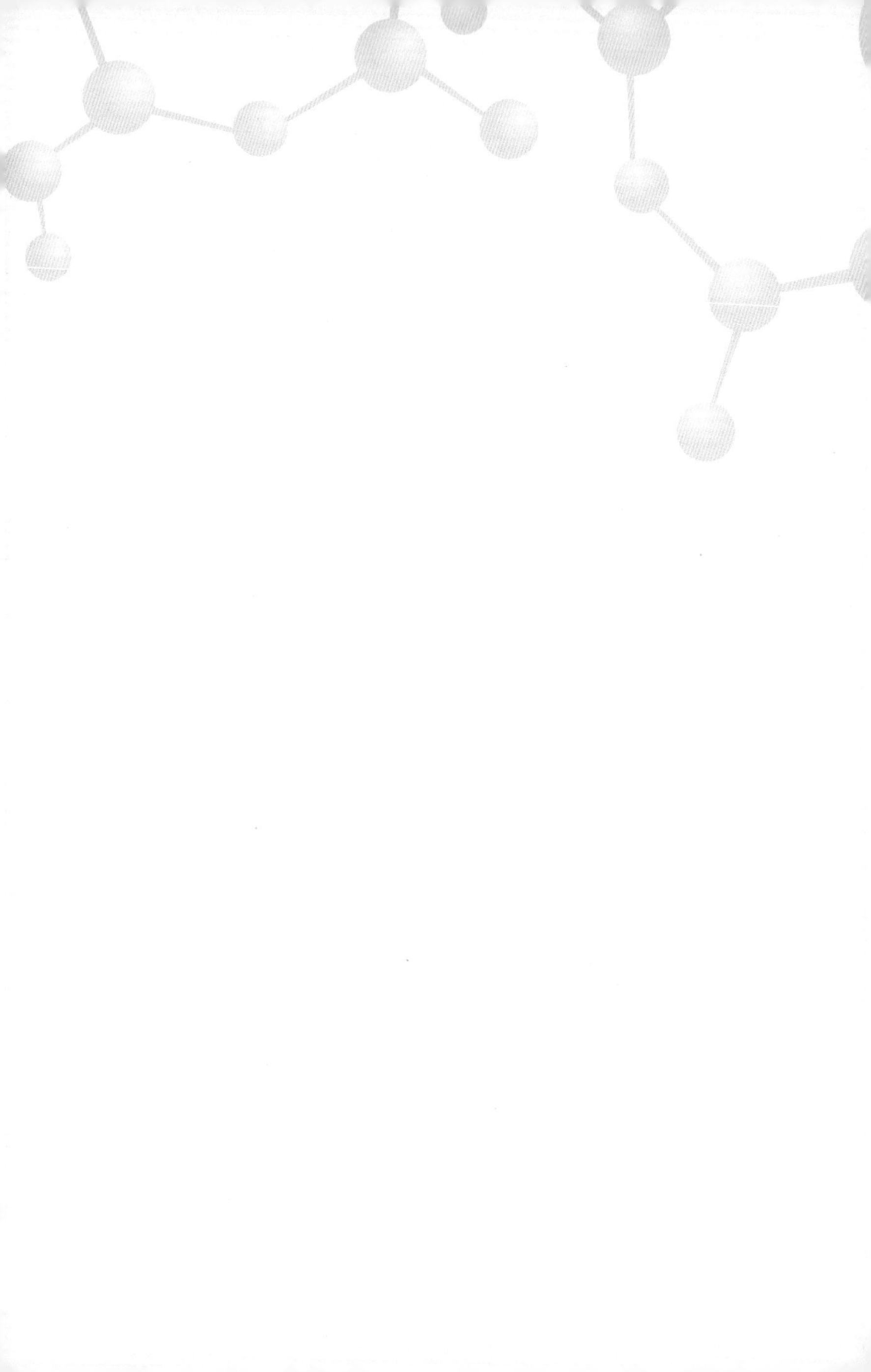

第十章

子宫内膜癌

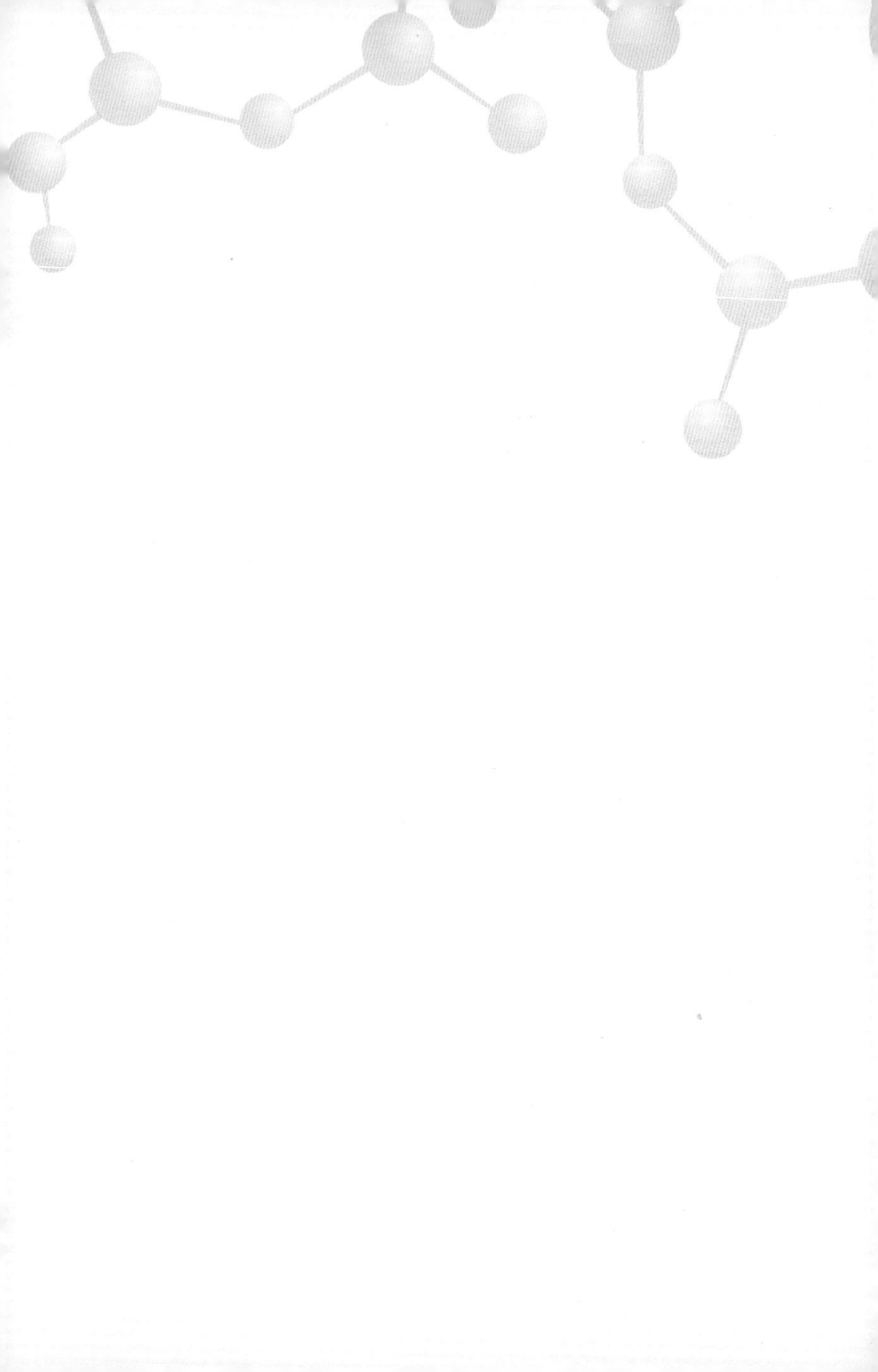

随着经济的发展和人们生活方式的改变，我国子宫内膜癌（endometrial cancer，EC）的发病率呈上升趋势，2015年，我国新发子宫内膜癌约6.9万，是我国第二常见妇科恶性肿瘤。子宫内膜增生是子宫内膜癌的癌前病变，经过处理，绝大多数是一种可逆的过程。因此，加强对子宫内膜癌前病变诊治，对预防子宫内膜癌有重大意义。

一、子宫内膜癌癌前病变的定义与分类

（一）子宫内膜癌癌前病变的定义

子宫内膜增生症（endometrial hyperplasia，EH）是子宫内膜腺体不规则增殖导致的子宫内膜增生，其特征是子宫内膜腺体数量增多、腺体体积增大、腺体/间质比例增加。

（二）子宫内膜癌癌前病变分类

2014年修订的WHO病理分类，将EH根据细胞是否具有异型性，分为子宫内膜增生不伴非典型性和子宫内膜非典型性增生（endometrial atypical hyperplasia，EAH），多数学者认为，前者属于良性病变，后者属于癌前病变，即子宫内膜上皮内病变（endometrial intraepithelial neoplasm，EIN）。此定义尚存争议，有些学者认

为，EH均为癌前病变。

子宫内膜增生不伴非典型性，镜下病理表现为子宫内膜腺体过度增生伴腺体大小和形状不规则，细胞核一致，与增生期内膜相比，腺体/间质比例增加，不伴显著细胞不典型性，缺乏异型性。子宫内膜非典型性增生镜下病理表现为子宫内膜腺体增生出现背靠背、腺腔内乳头状结构等，细胞形态不同于周围残留的正常腺体，表现为细胞增生呈复层改变，核圆形或卵圆形，核染色质呈空泡状，胞质嗜双色或伊红染色，缺乏明显的浸润形态。

二、子宫内膜癌癌前病变的流行病学

因缺乏常规筛查手段及标志物，子宫内膜取样具有侵袭性，无症状女性极少进行常规子宫内膜活检，目前关于EH在普通女性中的发生率知之甚少。国内一项纳入3198名第一次IVF/ICSI周期不孕妇女的回顾性横断面研究，在IVF/ICSI治疗前进行子宫内膜活检，结果显示，不伴非典型性子宫内膜增生、EAH和EC发生率分别为2.94%、0.093%和0.063%。另有两项回顾性研究显示，绝经后女性EAH和EC发生率分别为3.0%和7.9%，绝经前女性分别为1.4%和1.2%。60岁以上女性发生子宫内膜病变风险最大，为17.7%。

三、子宫内膜癌癌前病变的危险因素与预防策略

（一）子宫内膜癌癌前病变的危险因素

子宫内膜癌前病变的危险因素包括生殖因素、代谢因素、医源性因素、肿瘤和遗传因素等。这些高危因素诱导子宫内膜癌前病变发生的基础是雌激素水平升高，并缺乏孕激素的拮抗作用。

1. 生殖相关因素

（1）排卵障碍

长期处于无排卵状态下的女性较排卵正常女性，EC患病风险升高3倍，患病风险在20~30岁开始显著增加。长期排卵障碍，性激素代谢紊乱，缺乏排卵后黄体形成分泌周期性孕激素的对抗作用，导致子宫内膜过度增生而发生子宫内膜癌前病变，甚至子宫内膜癌。

（2）PCOS

育龄期女性中，多囊卵巢综合征（polycystic ovary syndrome，PCOS）患病率达7%，是该人群中发病率最高的内分泌与代谢疾病。PCOS患者子宫内膜性激素受体表达失调，子宫内膜细胞发生胰岛素抵抗，葡萄糖转运障碍和利用受损，导致长期慢性低度炎症刺激、免疫功能

障碍及子宫血管改变等；并存在子宫内膜细胞基因表达异常和细胞形态异常，进而导致子宫内膜癌前病变发生。

（3）未生育或不孕

研究表明，未生育和不孕是子宫内膜癌前病变和EC的独立危险因素，未生育优势比为2.8（95% CI：1.1~7.2），不孕优势比是3.6（95% CI：1.3~9.9）。此外，未生育/不孕与子宫内膜癌前病变其他高危因素，如排卵障碍、肥胖和PCOS等有关。

（4）初潮早或绝经晚

初潮过早和绝经延迟使行经时间延长，在初潮后及绝经前一段时期内，处于无排卵或少排卵状态，雌激素缺少孕激素对抗，导致子宫内膜过度增生。

（5）绝经过渡期

绝经过渡期的特点是月经周期不规则，激素水平（如E2）变化大，黄体期可出现不同程度高E2和低孕酮水平。尽管围绝经期女性卵巢功能下降，但一些激素依赖性疾病在围绝经期的发病率仍在提高。这可能与年龄、体重增加和生活方式改变等因素有关。

2. 医源性因素

长期使用雌激素或雌激素受体调节剂治疗，由于缺乏孕激素对雌激素的拮抗作用，EH发生风险增加。因此，绝经期女性长期使用雌激素替代治疗，应周期性或持续性使用孕激素配伍治疗，以减少雌激素导致的子宫内膜增生。选择性雌激素受体调节剂（SERMs）如他莫昔芬的使用与子宫内膜癌前病变和EC发生有关。

3. 代谢相关性疾病

（1）肥胖

肥胖通过多种机制使循环中雌激素水平相对于孕酮升高。肥胖程度与子宫内膜癌前病变和EC风险成正比，肥胖女性（BMI>30 kg/m^2）子宫内膜癌前病变发病率较非肥胖女性增加近4倍，BMI≥40 kg/m^{2}女性增加13倍。

（2）糖尿病

研究表明，糖尿病人群EC患病风险大约为非糖尿病人群2倍，其可能机制是2型糖尿病患者胰岛素抵抗状态和高胰岛素血症刺激子宫内膜细胞过度增殖。

（3）高血压

慢性高血压导致下丘脑–垂体–性腺轴功能紊乱，发生排卵障碍，缺少成熟黄体分泌的孕激素拮抗，导致EH发生率升高。

4. 分泌性激素的肿瘤

卵巢成人型颗粒细胞瘤多发于40~50岁女性，是一种具有内分泌功能的卵巢性索间质肿瘤。该肿瘤分泌过量雌激素，导致子宫内膜增生，进一步发展为EAH和EC。

5. 遗传因素

遗传性非息肉性结直肠癌（hereditary nonpolyposis colorectal cancer，HNPCC），也称Lynch综合征，是与错配修复基因（*MLH1*/*PMS2*/*MSH2*/*MSH6*）和EPCAM突变相关的遗传性肿瘤综合征。携带以上基因致病突变，显著增加直肠癌、胃癌、子宫内膜癌、卵巢癌等患病风险，如携带*MLH1*和*MSH2*致病突变的女性，至80岁患子宫内膜癌的累积风险为21%~57%。

（二）子宫内膜癌癌前病变的预防策略

针对子宫内膜癌前病变高危因素采取相应措施进行干预，可有效降低患病风险。肥胖、糖尿病等代谢综合征可通过饮食管理、运动和减肥等进行干预。研究表明，每月12~14天孕激素治疗能有效降低绝经期女性因雌激素治疗导致的子宫内膜增生风险。对PCOS和排卵障碍患者，孕激素治疗亦可降低子宫内膜增生和EC风险。此外，二甲双胍可增加子宫内膜对胰岛素的敏感性，可显著减弱高胰岛素对子宫内膜增生的刺激作用。

四、子宫内膜癌癌前病变的筛查与诊断方法

（一）影像学检查

1. 超声

经阴道超声检查为子宫内膜癌前病变的最常用无创性辅助检查方法，无性生活女性则可采用经直肠超声检查。绝经后出现阴道流血妇女，子宫内膜厚度>4 mm需进一步评估；绝经前妇女应在月经刚干净时进行超声评估（出血周期的第4~6天进行），一般增殖期子宫内膜厚度（双层）为4~8 mm；分泌期为8~14 mm。对服用他莫昔芬的女性，需密切关注子宫内膜厚度变化。超声检查提示子宫内膜过度增厚且回声不均匀或合并异常子宫出血，使用药物治疗效果欠佳，需警惕存在子宫内膜病变风险。异常子宫出血症状持续存在时，即使超声检查未见明显异常，也应行内膜活检。

2. MRI

MRI是筛查子宫内膜病变的最佳成像方式。常规MRI对EC与子宫内膜增生及子宫内膜息肉等鉴别缺乏特异性，MR弥散加权成像（DWI）可作为鉴别子宫内

膜病变的有力补充。

（二）子宫内膜活检

子宫内膜活检是诊断子宫内膜病变的“金标准”，目前主要方法有：宫腔细胞刷、诊断性刮宫及宫腔镜下子宫内膜活检等。

1. 宫腔细胞刷

宫腔细胞刷是一次性获取子宫内膜细胞标本的方法，可实现阴道内镜下非接触内膜活检，具有不扩张宫颈、疼痛感小、无须麻醉、操作方便、患者耐受性好等优点。此外，还可采用直径3 mm负压吸引管伸入宫腔吸取子宫内膜进行病理检查，门诊即可完成，且价格便宜，操作时间短，但存在子宫内膜取样样本不足等缺点。

目前，子宫内膜细胞学诊断报告系统（endometrial cytology beijing system，ECBS）共分5类：①不满意标本；②未见恶性肿瘤细胞；③意义不明确非典型细胞；④可疑恶性肿瘤细胞；⑤恶性肿瘤细胞。细胞病理学检查不能代替组织病理学检查，如细胞病理学检查提示可疑恶性瘤细胞、恶性肿瘤细胞，或意义不明确非典型细胞且存在临床症状（如绝经后阴道流血等），均应行组织病理学检查。

不满意标本：获取满意标本是正确诊断的保障和前提，满意标本一般应具备以下3点：①明确标记。②具有相关临床资料，如患者末次月经、宫内节育器（IUD）、临床症状、是否绝经、绝经年龄及超声检查结果等。③有足够量保存完好腺上皮细胞。生育年龄女性标本涂片中至少包括10堆子宫内膜腺上皮细胞，绝经后萎缩子宫内膜涂片中至少包含5堆子宫内膜腺上皮细胞。出现任何类型不典型细胞都属标本满意。

未见恶性肿瘤细胞：指标本满意，细胞形态或排列结构不具非典型性。常见为增生期、分泌期或萎缩期的子宫内膜细胞，以及各种良性增生性改变和反应性改变。

意义不明确的非典型细胞：细胞异常程度高于未见恶性瘤细胞形态，但异常细胞数量较少或形态结构异常不足以诊断可疑恶性瘤细胞。常见病变为：子宫内膜化生、子宫内膜单纯性或复杂性增生、月经期子宫内膜崩解、应用药物后的反应性改变、IUD所致反应性改变，也包括部分伴非典型子宫内膜增生、高分化子宫内膜样癌等。

可疑恶性肿瘤细胞：细胞学涂片形态特征具备部分

恶性肿瘤的细胞学特征，但其异型程度或细胞数量又不足以确切诊断为恶性肿瘤细胞。这一分类常见于EAH、高分化子宫内膜样腺癌、其他类型恶性肿瘤等。

恶性肿瘤细胞：细胞学表现具有明确恶性特征。包括EC、子宫内膜间质肉瘤、输卵管癌、卵巢癌、转移性子宫内膜恶性肿瘤等。

2. 诊断性刮宫

诊断性刮宫通过刮匙进入宫腔刮取子宫内膜组织进行病理学诊断，具有良好诊断价值。但患者较疼痛，且存在出血、感染、宫腔粘连、子宫穿孔等风险。实施诊断性刮宫的指征：①患者无法耐受宫腔细胞刷检或子宫内膜吸取活检（如由于疼痛或焦虑），需要在全身麻醉下接受手术；②高危人群，采用内膜刷检或吸取活检无诊断意义；③内膜刷检或吸取活检为良性病变，但异常阴道出血持续存在；④内膜刷检或吸取活检为子宫内膜增生过长，需排除更重病变；⑤内膜刷检或吸取活检获取组织不够；⑥宫颈狭窄无法完成内膜刷检或吸取活检。

3. 宫腔镜下活检

宫腔镜检查是一种安全、微创、可提供满意宫腔评估的内镜技术，宫腔镜的优势是可在直视下对子宫内膜进行定位活检或可疑病灶切除，是评估子宫内膜病变的有效方法。应与内膜活检同时进行。宫腔镜下子宫内膜形态学评估需考虑子宫内膜增厚情况、血管有无异常表现、腺体是否囊性扩张和腺管开口是否存在结构改变等方面。

五、子宫内膜癌癌前病变的随访与治疗原则

（一）生活方式干预

子宫内膜癌前病变患者常伴肥胖、胰岛素抵抗、糖耐量异常、糖尿病、脂肪肝等代谢性疾病。通过饮食管理、加强体育锻炼、减肥等生活方式干预，将体重控制在健康体重范围（BMI 18.5~24.9 kg/m^2），能改善胰岛素抵抗，有效降低子宫内膜病变发生风险。

（二）药物治疗

1%~3% 不伴非典型性子宫内膜增生患者最终发展为 EC。而 EAH 可有高达 42.6% 的癌变风险。子宫内膜癌前病变处理需根据内膜病变轻重、患者年龄及有无生育要求选择不同治疗方案。

对要求保留生育功能的EAH患者，应使患者充分知情同意，告知EAH存在潜在恶变和进展为EC的风险，

并同时对患者进行全面评估，排除EC和其他可能合并存在的恶性肿瘤（如卵巢癌）。选择药物治疗的目标是彻底清除病变，逆转发生病变的子宫内膜变为正常子宫内膜，并预防EC的发生。

左旋炔孕酮宫内缓释系统（levonorgestrel intrauterine system，LNG-IUS）因其作用于子宫局部，全身副作用少，被推荐为子宫内膜增生首选治疗方案。LNG-IUS含左炔诺孕酮52 mg/个，放置于宫腔，可维持5年，其内膜逆转率可高达100%。但需根据患者年龄、症状和有无生育要求进行选择。对近期无生育要求、子宫大小不超过孕8周者可放置LNG-IUS。如子宫大小超过孕8周，LNG-IUS脱落概率增加，必要时可加用金属圆环或吉妮环捆绑放置。

孕激素治疗以高效、大剂量、长期应用为宜，至少应用12周以上方可评定疗效。孕激素受体（PR）阳性者有效率可达80%。口服孕激素包括醋酸甲地孕酮（MA）40~80 mg/d，醋酸甲羟孕酮（MPA）8~20 mg/d，炔诺酮10~15 mg/d，可采用后半周期序贯治疗（从月经来潮第11~16天开始用药12~14天）或连续治疗3~6个周期，目前多主张连续治疗。长期使用增加胰岛素抵抗、糖尿病和血栓的发生风险，并引起体重增加、水钠潴留和药物性肝炎等，多数停药后可恢复。有血栓疾病史、乳腺癌、近期心脏疾病的患者慎用。阴道使用孕激素仅用于因肝功能受损或血栓性疾病高危的患者，可使用黄体酮软胶囊，阴道用药，200~600 mg/d，如有持续阴道出血，不建议使用。

因 PCOS 并发子宫内膜癌前病变或 EC 患者中约有 30% 对孕激素和口服避孕药治疗抵抗，需应用其他药物治疗，如促性腺激素释放激素激动剂（gonadotropin releasing hormone agonist，GnRh-a）。GnRh-a 是一类人工合成的促性腺激素，常用药物有戈舍瑞林、曲普瑞林、亮丙瑞林等。GnRh-a 造成体内低雌激素状态，抑制子宫内膜异常增生，同时还可缩小宫腔，可增强 LNG-IUS 的局部治疗作用。其对肝肾功能损伤小，可每个月注射一次，患者依从性好，缺点是价格相对较高。

（三）手术治疗

手术指征为：接受药物治疗者，随访中进展为 EAH 或 EC；药物治疗 12 个月后仍未获完全缓解；药物规范治疗后复发、不愿再接受药物治疗；治疗后仍有持续异常子宫出血；拒绝随访或药物治疗；有高危因素，年龄较大无生育要求等。

全子宫切除术是子宫内膜增生最常用手术方式，可根据子宫大小、内膜厚度、合并症情况等选择经腹、经腹腔镜（可使用机器人辅助）及经阴道三种手术入路，对绝经前女性，建议同时切除双侧输卵管，绝经后女性建议同时切除双侧附件。由于EAH存在合并子宫内膜癌风险，应避免行子宫次全切除术或子宫粉碎术，以免造成医源性肿瘤播散。

原则上不推荐子宫内膜去除术治疗子宫内膜增生，因子宫内膜去除术可能造成宫腔广泛粘连，使术后残留的子宫内膜岛诊断困难，导致无法及时发现子宫内膜病变进展而延误治疗。如患者无法耐受药物治疗及手术治疗，并有条件接受严密随访，在多学科团队整合评估后，可谨慎选择子宫内膜去除术。术前应向患者交代手术风险及利弊，术后密切随访。

（四）随访

不伴非典型性的子宫内膜增生，治疗过程中一般每6个月复检一次，至少有连续2次间隔6个月的组织学检查结果为阴性后，可考虑终止随访。

对EAH患者，治疗过程中一般每3个月复检一次，至少有连续2次间隔3个月的组织学检查结果为阴性后，可考虑调整方案。如内膜病变未逆转，应考虑增加剂量或更换药物，继续用药3个月后再复查。如内膜活检提示非典型性消失，建议继续孕激素治疗，3个月后复查仍为阴性，则考虑调整方案。治疗9~12个月后，EAH未逆转或有进展者，需重新评估，必要时行手术切除子宫。

有生育需求者，子宫内膜逆转后，应尽快考虑妊娠，在月经后半期使用生理剂量孕激素（如地屈孕酮20~40 mg/d或黄体酮胶囊400~800 mg/d，12~14天）以达到保护子宫内膜作用。必要时辅助生殖助孕，保存生育力。

无生育需求者，需采取长效管理措施，预防EAH复发或进展。可放置LNG-IUS，或定期使用孕激素保护子宫内膜。在使用孕激素治疗子宫内膜增生的同时，应治疗和管理内膜增生的高危因素，如PCOS、肥胖、胰岛素抵抗等，建议子宫内膜活检2次转阴后，仍每年或每6个月（EAH）活检随访一次，或出现阴道不规则出血时及时活检，必要时切除子宫。

子宫切除术后，建议每年定期妇科检查和经阴道彩超检查。对既往无子宫颈病变史，术后无须常规行细胞学检查和高危型人乳头状瘤病毒（HPV）检测。

（五）特殊关注问题

长期随访经合理诊治和管理的子宫内膜增生，长期随访，发现可有低于5%的发展为内膜癌。我国育龄期罹患内膜癌前病变的妇女数量庞大，其中相当一部分具强烈生育愿望或患不孕症。因此，对这部分患者进行详细生育力评估、生育咨询指导、必要时用辅助生殖技术助孕和生育力保存显得尤为必要。妇科肿瘤医师在接诊有生育要求的子宫内膜增生患者时，应与生殖内分泌医生共同讨论治疗方案，邀请患方共同参与，并将讨论结果纳入整体治疗方案的制定中。

女性生育力评估主要包括年龄、卵巢储备功能、输卵管和宫腔状态，尤其以前两者更为重要。年龄是生育能力的决定性因素，≥35岁女性，各种妊娠合并症、并发症发生风险增加，而妊娠率和活产率下降。因此，≥35岁、有生育要求女性，应进行详细生育力评估。月经周期第2~5天通过腔内超声检测窦卵泡计数（AFC）和月经周期任意时间检测血清抗苗勒管激素（AMH）是目前公认最准确卵巢储备功能指标。AFC<5~7个或AMH<1.1 ng/ml

提示卵巢储备功能下降，应尽快考虑助孕治疗，必要时采取辅助生殖技术助孕。

生殖内分泌专家应结合患者生育意愿和专科情况提供合理生育咨询指导意见。普遍认为，生育治疗应推迟到内膜癌前病变获得完全缓解后进行，但目前尚缺乏何时启动生育治疗证据，建议个体化处理。应充分考虑婚育史、年龄、配偶精液参数、卵巢储备功能和输卵管通畅性等信息，结合其生殖内分泌、代谢和免疫学状态制定助孕治疗方案。对仅存在排卵功能障碍患者，诱导排卵治疗是一线治疗。对传统促排方案治疗无效或具备相应指征者，可考虑实施体外受精（IVF）。IVF是效率最高助孕治疗方法，可有效缩短备孕时间，对易发生癌变高危患者（Lynch综合征、长期他莫昔芬暴露、慢性无排卵、肥胖、PCOS、代谢综合征和2型糖尿病）在实施根治性治疗（子宫切除）前尽快实施IVF。

对保留子宫患者，治疗前必须充分告知定期随访的必要性和重要性，定期进行子宫内膜取样活检、MRI或腔内超声检查。助孕治疗期间接受内膜取样的间隔尚缺乏证据，常规随访方案为每3个月进行一次取样，取样时机最好在治疗药物撤退后或撤退性出血后进行。

对存在Lynch综合征等遗传性肿瘤综合征的癌前病变患者，应进行遗传咨询，讨论子代风险及是否采取植入前胚胎遗传学检测等方法进行助孕。

对暂未婚配或短期内无生育计划的青春期或育龄期内膜癌前病变患者，是否可考虑生育力保存（如卵巢皮质或卵母细胞冷冻），值得在我国法律与伦理的框架内谨慎探索。

产后42天进行子宫内膜活检排除内膜病变相当重要。完成生育后，有专家建议实施子宫切除术（可保留或不保留卵巢），但此处理方案尚存争议，建议个体化处理；产后长期乃至终身定期随访是必须的。

第十一章

前列腺癌

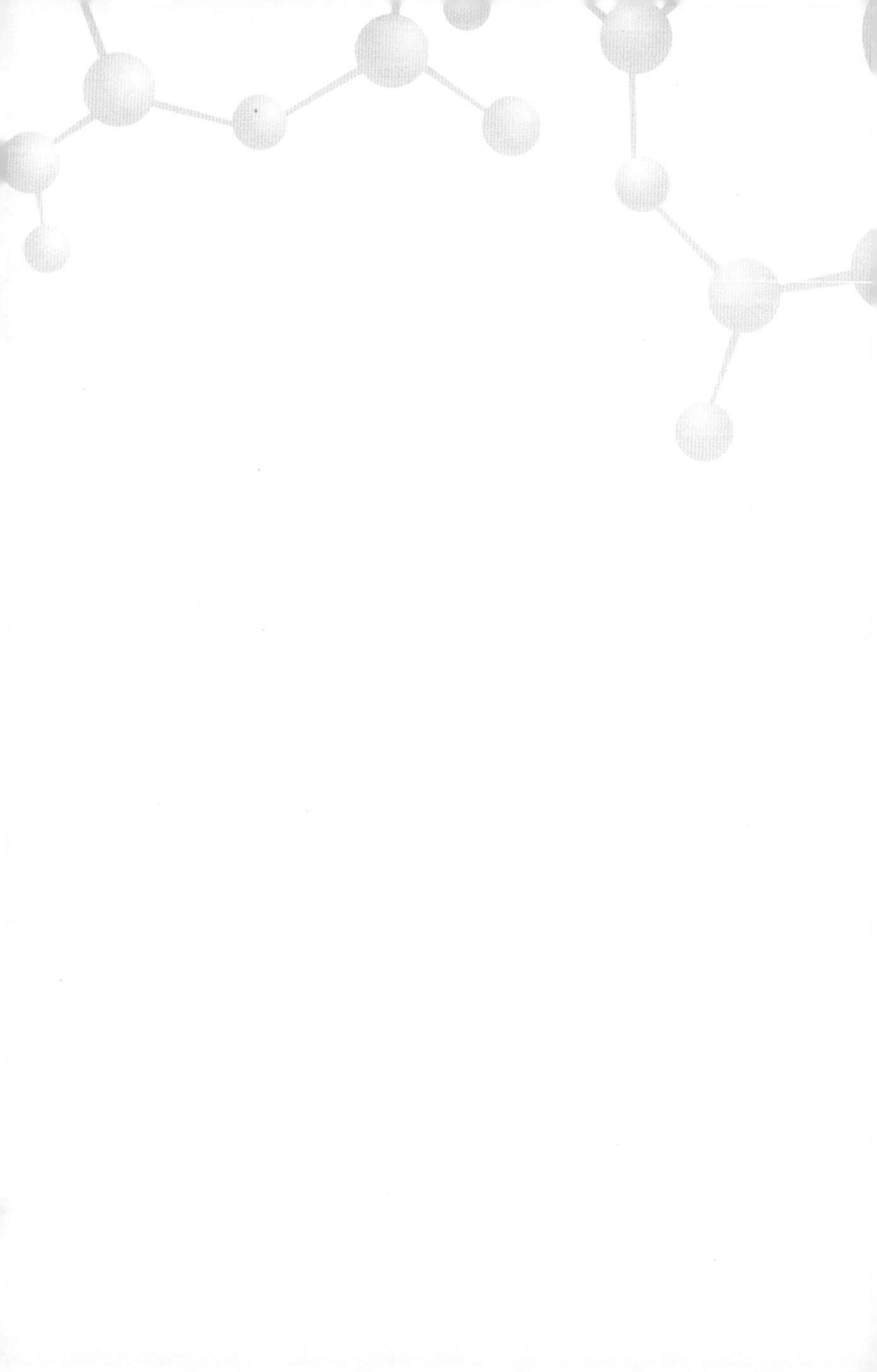

一、前列腺癌癌前病变的定义与分类

诸多研究报道中，可能成为前列腺癌癌前病变的类型包括高级别前列腺上皮内瘤变（high-grade prostatic intraepithelial neoplasia，HGPIN）、非典型小腺泡性增生疑为癌（atypical small acinar proliferation suspicious for malignancy，ASAP）、前列腺导管内癌（intraductal carcinoma of prostate，IDC-P）、前列腺萎缩和前列腺炎、腺病/非典型腺瘤样增生等。不过，目前较为公认的癌前病变仅为HGPIN。值得注意的是，部分前列腺穿刺活检诊断的IDC-P在手术切除标本中并未发现浸润性前列腺癌成分，而ASAP常存在临床处置难题，这两类疾病对疑为前列腺癌患者的管理造成了较大困难。为了更好地做好前列腺癌的全程管理，临床医师需要对上述疾病有正确的认识。本节重点阐述癌前病变HGPIN的病理特征，同时也对其他病变如ASAP、IDC-P、前列腺萎缩、前列腺炎和腺病/非典型腺瘤样增生进行介绍，以帮助了解前列腺活检常见病理诊断与前列腺癌的关系。

（一）高级别前列腺上皮内瘤变

前列腺高级别上皮内瘤变多发生于前列腺外周带，而在中央带和移行带少见。前列腺上皮内瘤变（prostatic intraepithelial neoplasia，PIN）分为低级别和高级别两大类，低级别在病理医师间诊断重复性极差，因此目前不再出现于诊断报告中，仅有HGPIN诊断。HGPIN平均发生率为9%（4%~16%）。发生率随年龄增长而增加。文献报道，30~40岁的年轻人即可有HGPIN的发生。同时，HGPIN的诊断存在明显的种族和地区差异，非裔美国人发生率最高，而亚洲人群发生率最低。诊断HGPIN患者在后续穿刺活检出现癌的比例约为20%~30%。但对比穿刺活检为良性的病例，并不增加后续活检为前列腺癌的概率。目前尚缺乏有效的临床参数协助判断HG-PIN之后是否应该进行重复活检。前些年较为公认的观点是：对于单灶性HGPIN，不建议重复活检；而对于多灶性HGPIN，需要进行定期复查，内容包括血清或尿液检查、影像学检查等，并对之前诊断HGPIN的区域进行定点的重复多针活检。但最近几年对重复穿刺活检的指征进行了调整，具体见第十一章（五）前列腺癌癌前病变的随访与治疗原则。

（二）非典型小腺泡性增生疑为癌

此名称属于对前列腺活检的描述性病理诊断，常提示为浸润性癌，但其细胞学/结构异型性不足以诊断癌。

其含义包括两方面：①一些非癌的病理形态学改变类似于癌；②因组织太少，不足以诊断前列腺癌。在发出ASAP的诊断时，建议请高年资泌尿病理专家会诊复核诊断，以避免过度诊断。其活检的检出率为2%~7%。目前认为，ASAP是前列腺癌独立的预测因素，而非癌前病变。对诊断为ASAP的患者，若血清前列腺特异性抗原（prostate-specific antigen，PSA）升高，可持续监测，必要时进行多参数磁共振成像（multiparametric magnetic resonance imaging，mpMRI）检查或重复活检。在ASAP的诊断上，需重视穿刺组织的长度和穿刺针数对结果的影响。穿刺针数小于8针，活检组织长度小于10 mm的情况常提示采样量不足，对于ASAP的结果解释需要重视。对于ASAP后续活检出现腺癌的情况，80%的腺癌归入预后分级分组1级（Gleason评分为6分），其余的为高预后分级分组的腺癌，包括5%的预后分级分组4~5组（Gleason评分为8~10分）腺癌。

（三）前列腺导管内癌

在扩张的导管和腺泡结构内的肿瘤性上皮性增生，结构和细胞异型性超过HGPIN，多位于外周带。此类病变通常与高级别和晚期前列腺癌相关，但在罕见病例可能表现为前体病变。IDC-P占常规根治性前列腺切除标本的15.4%~31.1%。在绝大多数病例中，IDC-P与浸润性前列腺癌伴发。IDC-P不伴发浸润性癌极为罕见，在根治性前列腺切除标本中，仅占0.06%~0.26%。在绝大多数情况下，患者的根治性前列腺切除标本可同时发现IDC-P和浸润性前列腺癌，此类浸润癌的特点表现为高分级和大体积；此时建议在报告中注明IDC-P的成分及分级。而在罕见情况下，患者的根治性前列腺切除标本中，经充分取材，仅见IDC-P，此时不需要分级。

（四）其他常见病理类型

前列腺炎和前列腺萎缩：在人前列腺组织中，炎症和腺体萎缩是非常常见的现象。前列腺炎症可以是急性、慢性或肉芽肿性，源于感染、饮食等原因。萎缩则可以是弥漫性（通常因为去势治疗），或呈局灶性。局灶性萎缩有着各种各样的形态，如单纯性萎缩、单纯性萎缩伴有囊肿形成、萎缩后增生等。萎缩的腺泡大小不一，当呈现为小腺泡的形态时，需与前列腺腺癌进一步鉴别，此时行基底细胞标记染色，如CK34βE12和CK5/6和/或P63，以和癌进一步鉴别。萎缩后增生可同时伴发PIN/前列腺癌。同时，萎缩后增生可与HGPIN以及腺癌呈现相同的基因改变，如NKX3.1和P27表达下降等，提示其可能与前列腺癌发生相关，但目前尚无定论，有待进一步研究。

腺病/非典型腺瘤样增生：此类病变多见于移行带，表现为边界清楚的小叶状增生紧密排列的小腺泡，伴有大腺泡的混合。此病变的特点表现为大小相对一致的腺泡，衬覆细胞胞浆透亮，伴有温和的细胞核，可见小核仁或核仁不明显。基底细胞可以不连续；此外，还可见到散在的管腔内结晶体、嗜碱性黏液、罕见核分裂像等改变。通过基底细胞染色可与前列腺癌进一步鉴别。非典型腺瘤样增生可表现与HGPIN、腺癌相似的基因改变，包括位于7q31－35、8p12－21、8p22、8q22.2和18q12.2的等位基因缺失，伴有AMACR表达上调等。但目前对此病变是否为癌前病变仍存有争议，有待进一步研究。

二、前列腺癌癌前病变的流行病学

前列腺癌是男性泌尿、生殖系统中最常见的恶性肿瘤，按WHO2020年GLOBOCAN统计，在世界范围内，其发病率在男性所有恶性肿瘤中位居第2位，仅次于肺癌，其死亡率在男性所有恶性肿瘤中位居第5位。从全球来看，前列腺癌的发病率具有显著的地域差异，美国、北欧和西欧等国家是高发地区，发病率最高可达83.4/10万，而亚洲和北非为低发地区。根据美国癌症学会最新统计学数据，前列腺癌的发病率位于男性恶性肿瘤的首位，死亡率位于男性恶性肿瘤的第2位。2022年美国新发前列腺癌患者预计达268 490人，占男性所有恶性肿瘤的27%，新增死亡例数将达34 500人，仅次于肺癌位于第2位。根据我国2022年公布的全国肿瘤登记中心收集汇总全国肿瘤登记处2016年登记资料，我国2016年新发前列腺癌患者78 300人，世标发病率为6.72/10万，位于男性恶性肿瘤的第6位；新增死亡例数达33 600人，世标死亡率为2.73/10万，位于男性恶性肿瘤的第10位。我国前列腺癌发病率虽较欧美国家低，但随着人口老龄化、饮食和生活习惯改变等因素，前列腺癌发病率在逐年快速上升，且城乡差异明显，城市发病率高于农村。

在临床上，HGPIN和ASAP是两种常见的前列腺穿刺活检病理结果，比较明确的癌前病变是HGPIN。根据国外文献报道，无浸润性癌的前列腺活检标本中，HG-PIN的检出率约为5%，最高检出率可达25%，这种差异可能是由于观察者间的一致性差、标本处理过程对组织学影响等原因所致。此外，有研究发现随着患者年龄增加，HGPIN检出率也有所增加。从种族来看，美国非洲裔男性检出率最高，亚裔男性检出率最低。在有浸润性癌的前列腺切除标本中，HGPIN的检出率可达85%以上，主要见于外周带，这也支持其癌前病变的性质。ASAP在前列腺活检中检出率为1%~2%，在后续重复活检时，前列腺癌检出率在21%~51%之间。然而，二者在我国前列腺活检中的检出率以及在随后重复穿刺中检出前列腺癌的风险尚无人群统计数据分析。根据一项单中心2456例前列腺癌患者病例资料回顾性分析，初次活检患者中215例（8.8%）发现HGPIN，98例（4.0%）发现ASAP，18例（0.7%）同时报告ASAP和HGPIN，比例高于国外文献数据。需要注意的是，不同报道中HGPIN、ASAP等检出率差异较大，可能和样本量及样本代表性有关，并非反映整体人群的发病率。

第一例IDC-P于1938年在尸检病例报道，随着免疫组化的广泛应用，20世纪80年代开始对这类病变进行广泛研究。文献中IDC-P的发生率，取决于具体研究情况，对低风险人群来说，其发生率为2%~3%；对于明确有转移性/复发病变的患者，活检中的检出率为67%；在根治性前列腺切除标本中的检出率为13%~17%。

三、前列腺癌癌前病变的危险因素与预防策略

（一）前列腺癌癌前病变的危险因素

癌前病变HGPIN在预测进展为前列腺癌方面具有很高的价值。年龄是HGPIN主要的危险因素，HGPIN的发生率和体积随患者年龄的增长而增加。一项对老年男性前列腺的尸检研究报告显示，前列腺癌中HGPIN的患病率随着年龄的增长而增加，并且比癌症发生早了5年以上。种族和地理位置也会影响HGPIN的发生率。例如，在50~60岁年龄组中，非裔美国男性的HGPIN患病率高于白人；相比之下，居住在日本大阪男性的HGPIN发病率明显低于居住在美国的男性，而亚洲人的前列腺癌临床检出率最低。此外，越来越多的证据表明，低睾酮水平可能是HGPIN后再活检诊断前列腺癌的临床危险因素。一项对男性前列腺穿刺活检出HGPIN的前瞻性队列研究证实了两者之间的相关性；同时，低睾酮水平与高级别前列腺癌相关（Gleason评分≥7）。

其他病变ASAP在前列腺穿刺活检中占1%~4.4%，但在重复活检中癌症检出率可达21%~51%，与HGPIN

重复活检的癌症检出率相比较高，但并不意味着ASAP是前列腺癌的癌前病变。迄今为止的研究已经证实，IDC-P的存在与侵袭性前列腺癌密切相关，在根治性前列腺切除术和穿刺活检标本中都是一个独立的不良病理因素，并可能影响对当前晚期前列腺癌治疗方案的反应。它还可以独立预测根治性前列腺切除术后的无进展生存期和生化复发，也是接受新辅助激素治疗的患者生化复发的独立预测因子。

（二）前列腺癌癌前病变的预防策略

前列腺癌的预防是减轻这种疾病负担的一个至关重要的方法。HGPIN患者是进行化学预防合适的高危人群。一项纳入13项随机对照研究的荟萃分析报告包括了3020名HGPIN患者，比较了包括5-α还原酶抑制剂度他雄胺、雄激素受体拮抗剂氟他胺和比卡鲁胺、内质网阻滞剂托瑞米芬，以及天然食品化合物如硒、维生素E、大豆饮食、番茄和绿茶等在内的不同的干预措施，接受化学预防药物治疗的HGPIN患者和未接受化学预防药物治疗的HGPIN患者的前列腺癌发生率分别为25.7%和31.5%。化学预防药物可轻微降低HGPIN患者前列腺癌的总发病率（RR = 0.92），但无统计学意义。天然产物如维生素、矿物质、益生菌、草药显示出潜在的预防作用，具有低毒性。“以食物为基础”的预防方法，如食用绿茶、豆制品、番茄红素、硒都被报道与降低癌症风险有关。但在Meta亚组分析中显示，天然食品化合物里只有绿茶儿茶素对HGPIN患者有显著的临床益处。日本和中国的观察研究表明，在饮食中摄入绿茶可能会降低局限性和晚期前列腺癌的风险。另有针对两项随机、双盲、安慰剂对照的Ⅱ期临床试验进行的Meta分析显示，浓缩绿茶儿茶素制剂对组织学证实为癌前病变（HG-PIN）具有显著的保护作用。需要强调的是5-α还原酶抑制剂通过PCPT试验和REDUCE Ⅲ期试验证明对降低前列腺癌发生的风险有显著作用，但增加了心脏相关不良事件和高级别前列腺癌发生的风险。此外，5-α还原酶抑制剂（度他雄胺）用于预防HGPIN男性前列腺癌的一项Ⅲ期随机开放标签3年试验的结果证实，5-α还原酶抑制剂在HGPIN人群中没有化学预防作用。迄今为止，监管机构都未批准任何可用的5-α还原酶抑制剂作为前列腺癌及癌前病变的化学预防。比卡鲁胺具有抑制前列腺癌发展的潜力，可能对HGPIN患者比度他雄胺、托瑞米芬和氟他胺有更好的临床益处，但没有显著性的改变。托瑞米芬在HGPIN患者中的综合疗效也很有限。

四、前列腺癌癌前病变的筛查与诊断方法

根据对动物模型和人类的大量研究，HGPIN是唯一公认的前列腺癌的癌前病变；其他一些组织学病变与前列腺癌的关联不明确，如非典型腺瘤性增生和增生性炎症性萎缩（PIA）等。腺瘤性增生可能是移行带前列腺癌的前兆，但是这种病变通常是低级别的，通常不被认为具有很强的恶性潜能；PIA是由前列腺单纯萎缩和萎缩后增生组成，通常与炎症有关，也相对罕见地与外周带的小腺癌病变同时出现。因为PIA与PIN同时发现非常常见，PIA也可能通过PIN促进前列腺癌的发生。有大量证据表明，IDC-P与根治性前列腺切除术标本中的高级别侵袭性和进展性疾病相关，但目前不认为IDC-P是前列腺癌的癌前病变。

PIN被发现是一种伴随着从前列腺正常上皮到低级别PIN再到高级别PIN再到浸润性癌的连续性的进行性的形态学异常，同时伴有表型和基因型的进行性异常。PIN的特点是其表现介于良性前列腺上皮和癌症之间，表明随着前列腺癌变的进展，细胞分化和调节控制机制受损。迄今为止的研究尚未直接确定PIN是否可以保持

稳定、自发衰退或持续进展，但是PIN可以持续变化是最合理的解释。因为仅有PIN的存在不会显著提高血清PSA浓度，PIN的存在也无法通过超声检测，目前检测PIN的唯一方法是活检病理学检查。但是识别低级别PIN的诊断重复性差，不具备临床实用性。

HGPIN的特征是存在原有导管和腺泡内的非典型分泌管腔细胞，其核特征类似于浸润性腺癌。有大量数据支持HGPIN是前列腺癌的癌前病变。例如，HGPIN细胞具有核仁增大的特征，在形态学上与侵袭性腺癌细胞相似。同时，HGPIN与前列腺癌细胞存在频繁的多灶共生，形态学上HGPIN与侵袭性的“微小癌”之间的表型特征相似，以及HGPIN和癌细胞之间存在一些共同的基因组突变。对前列腺整体包埋制片也表明，在有前列腺癌的组织中，HGPIN的发生率和发生的范围都比在没有前列腺癌的组织中有明显的上升。

在HGPIN病变中发现了大量的分子生物学方面的改变，其中某些改变也在腺癌中有发现。显示HGPIN经常与浸润性癌具有相似的染色体改变，包括HGPIN在染色体8p12-21上的一个等位基因丢失率和模式与腺癌相似（腺癌的发生率为90%，HGPIN中为63%）；8p22上的一个区域也显示出PIN中LOH的出现频率低于癌，这意味着PIN在分子水平上介于正常和癌之间。MYC位于染色体8q24上，该位点在前列腺癌中经常显示拷贝数增加。目前研究发现MYC蛋白水平从正常上皮到低级别PIN，然后到HGPIN病变中有明显的逐步增加趋势；在HGPIN中蛋白水平与侵袭性腺癌相似。DNA的高甲基化在前列腺癌中也很常见，在HGPIN中也经常发现相应基因的选择性高甲基化表现。前列腺癌细胞中的端粒比正常前列腺细胞要异常缩短，在HGPIN中，绝大多数情况下端粒也很短，并且发现有癌旁PIN病变细胞的端粒比远离癌组织的PIN病变细胞的端粒更短的现象。在不同人群的前列腺穿刺活检中，孤立的HGPIN（无癌存在）的患病率在4%至24%之间（平均9%）。HGPIN的发病率与前列腺浸润性癌相似，也随着年龄的增长而显著增加。30~40岁男性HGPIN的患病率为7%~8%，而80~90岁男性的患病率为60%~86%。HGPIN和前列腺浸润性癌的发病率在世界各地之间都表现出很大的差异。在前列腺穿刺活检中，主流观点认为穿刺针数越多，PIN和前列腺癌的发病率越高，但穿刺针数与PIN发病率之间的关系仍存在争议。前列腺活检中诊断出HGPIN的临床意义在于指导之后的再次穿刺活检。近年来，HGPIN与第二次穿刺活检诊断前列腺癌的这种关联性一直在下降，从30%~50%降至约20%。这主要是在前列腺系统穿刺中，穿刺取样的操作被广泛地从6点取样增加到12点或更多点取样，从而减少了初次活检时前列腺癌的漏诊。目前在任何情况下，穿刺诊断HGPIN后不要求立即重复活检，如果没有其他临床适应证，在1年内重复活检即可。目前研究表明，二次活检与首次活检的间隔在1年以内，检出癌症的比例略小于间隔1年以上的癌症检出率。前列腺穿刺活检中存在多灶HGPIN是再次活检检测出前列腺癌的风险因素。即使二次活检也不是前列腺癌，后续仍需要密切监测和随访。

如果患者同时患有前列腺癌和HGPIN，在针对前列腺癌的雄激素剥夺治疗后，PIN的患病率和程度均有显著降低。并且这种降低伴随有腺体的显著萎缩。这表明PIN也是雄激素依赖性病变。3个月的亮丙瑞林和氟他胺的治疗可以使活检中PIN的发生率降低50%。文献表明停止氟他胺的治疗会导致PIN的复发。而Ⅱ型5α-还原酶的阻断对PIN的影响作用很小。

前列腺癌的放射治疗也会降低PIN的患病率和严重

程度。放射治疗的长期疗效取决于癌症和癌前病变的根除。目前仍未确定的问题在于，放疗后复发的癌症是来源于未完全根除的肿瘤还是来源于未完全根除的PIN的再次进展。对挽救性前列腺切除标本和放射治疗后前列腺行再次活检的进一步的研究有时是必要的。

五、前列腺癌癌前病变的随访与治疗原则

目前，最新的欧洲泌尿外科学会（EAU）前列腺癌指南（2022年）中前列腺重复穿刺的指征包括：①MRI的PI-RADS>3；②PSA持续升高；③直肠指诊可疑结节；④前次穿刺中发现单独的IDC-P。而2020年版指南指征除了以上指征，还包括：①ASAP；②≥3针的HG-PIN；③紧邻HGPIN的不典型腺体。其实，2021年版的EAU指南就取消了以上3个指征。

HGPIN和ASAP患者的随访策略为何会出现较大变化？因为基于最新的研究，穿刺发现HGPIN和ASAP的患者，后续诊断为有临床意义前列腺癌的概率只有6%~8%。近些年，对不同风险前列腺癌关注重点发生了变化，更关注有临床意义前列腺癌。既往研究表明，ASAP患者后续诊断为前列腺癌的风险为43%，HGPIN患者后续诊断为前列腺癌的风险为20%~30%。此较高

的癌症比例提醒医生需要密切随诊以上病理患者。ASAP患者后续诊断为前列腺癌的风险是首次穿刺良性病理患者的2倍，但HGPIN后续诊断为前列腺癌的风险并不明显高于良性患者。关键的是，按照新的Epstein病理诊断标准，前列腺癌划分为有临床意义前列腺癌和无临床意义前列腺癌。以上癌前病变患者后续诊断为有临床意义前列腺癌的比例仅为6%~8%，在统计学上并不高于病理良性患者后续诊断为有临床意义前列腺癌的比例。因此，从2021年开始，EAU指南调整了重复穿刺的策略，将ASAP和HGPIN从重复穿刺指征中移除。

其次，首次穿刺针数、是否包含靶向穿刺等也影响后续诊断结果。从病理上看，HGPIN和ASAP病理发展并非一定朝着恶性肿瘤方向；同时，由于前列腺肿瘤多中心发生的特点，穿刺活检并非取到目标组织，后续的穿刺活检与前次穿刺活检的部位存在一定差异，ASAP可能是后续活检为前列腺癌的预测因素而非癌前病变。因此，很难针对HGPIN和ASAP这两种常见病变做出非常明确的随诊策略。EAU指南将二者从重复穿刺指征中移除，并非完全否认二者的临床提示意义。目前，已有研究从血液、尿液中检测标志物，或者从影像中寻找线索，对出现HGPIN和ASAP患者的后续结局进行预测，取得了一定成果。

总之，HGPIN和ASAP这两种前列腺病理类型在前列腺穿刺病理中具有一定出现比例和特征，HGPIN与前列腺癌或有临床意义前列腺癌具有一定关联，被认为是癌前病变。在临床上，出现此两种病理结果并不是后续进行重复穿刺的指征，患者的随访策略因人而异，需要进一步研究。

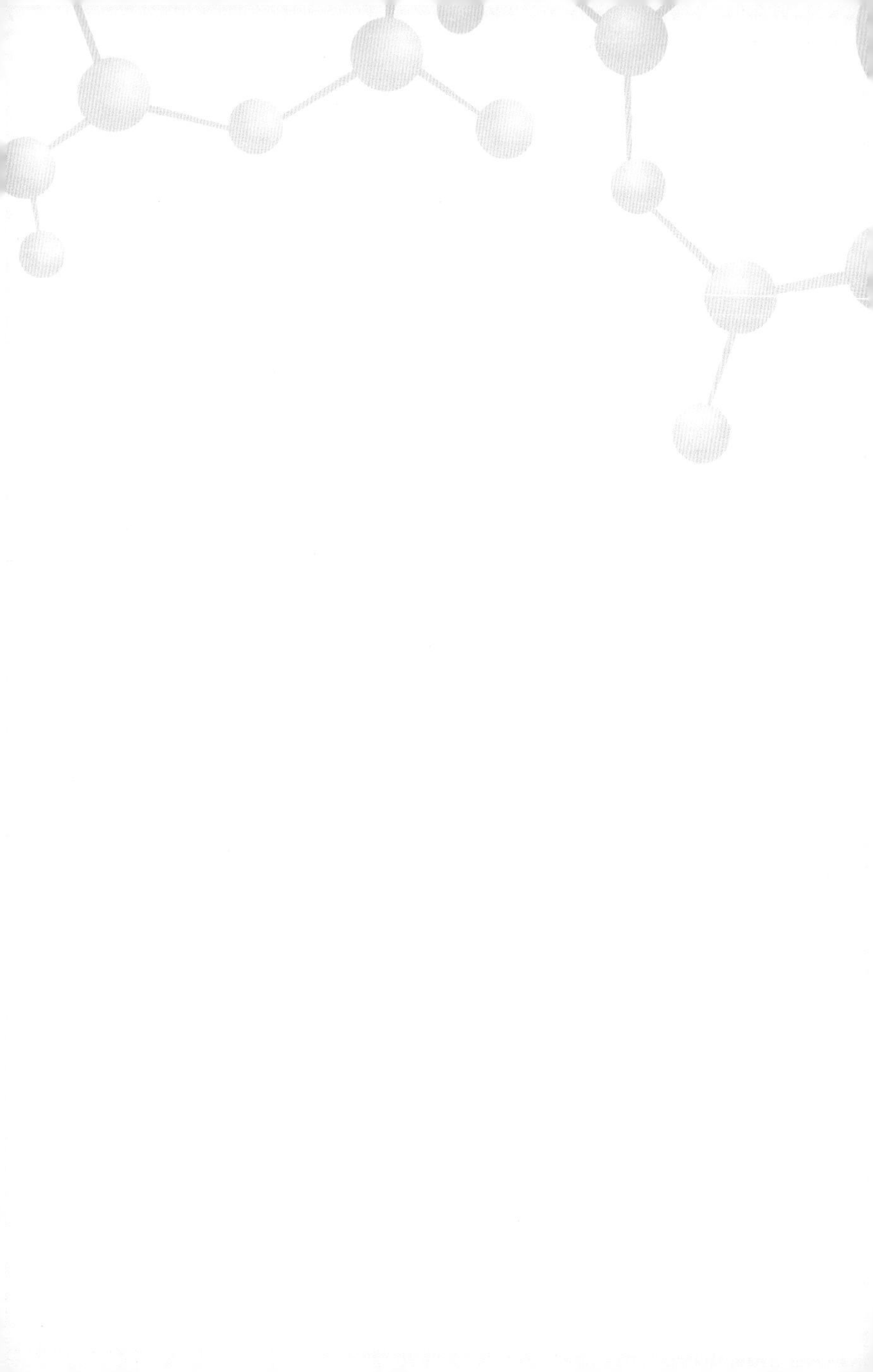

第十二章

急性髓系白血病癌前病变

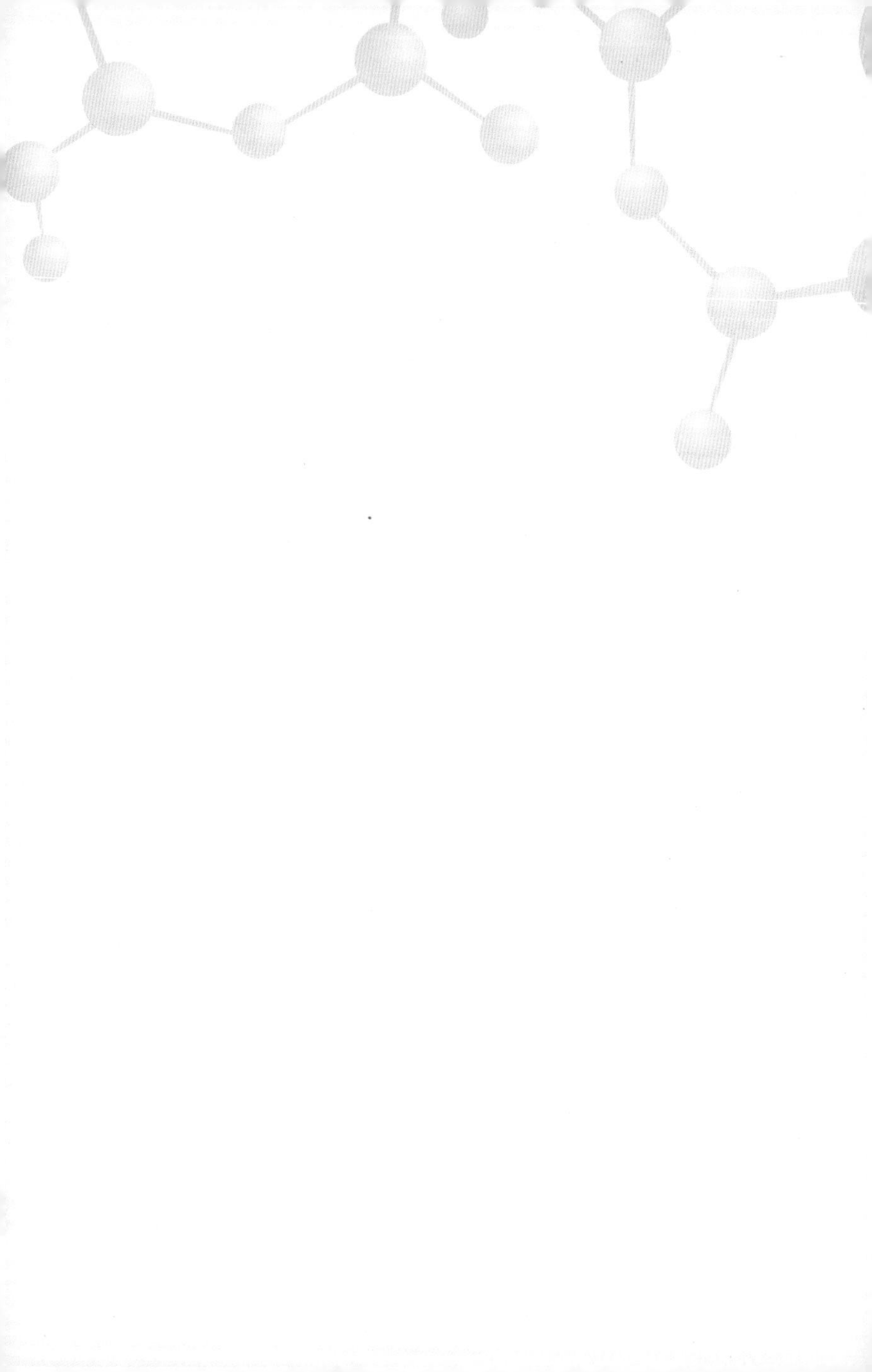

一、急性髓系白血病癌前病变的定义与分类

急性髓系白血病（acute myeloid leukemia，AML）的癌前病变主要包括两大类：①单克隆性髓系细胞疾病，主要发生于老年患者，容易转化为AML，比如骨髓增生异常综合征（myelodysplastic syndromes，MDS）、意义未明的克隆性血细胞减少症（clonal cytopenia of unknown significance，CCUS）。②多克隆疾病，但具有进展为AML的风险，比如先天性骨髓造血衰竭性疾病，主要发生于儿童和青少年，但并不局限于儿童，部分患者于成年发病。比如Fanconi贫血、先天性角化不良、Shwachman-Diamond综合征、Diamond-Blackfan综合征、先天性中性粒细胞缺乏症、先天性无巨核细胞血小板减少症。

（一）骨髓增生异常综合征（MDS）

MDS是一组起源于造血干细胞的异质性髓系克隆性疾病，其特点是髓系细胞发育异常，表现为无效造血、难治性血细胞减少，高风险向AML转化。WHO血液和淋巴组织肿瘤分型诊断标准（2016修订版），依据外周血血细胞计数、骨髓细胞发育异常比例，原始细胞比例、环状铁粒幼红细胞比例、Auer小体将MDS分为5个

亚型，即MDS伴单系血细胞发育异常（MDS-SLD）、MDS伴多系血细胞发育异常（MDS-MLD）、MDS伴环状铁粒幼红细胞（MDS-RS）、MDS伴原始细胞增多（MDS-EB）和MDS，不能分类型（MDS-U）如表1。

表1　WHO（2016）MDS修订分型

疾病类型	发育异常	血细胞减少	环状铁粒幼红细胞	骨髓和外周血原始细胞	常规核型分析
MDS伴单系血细胞发育异常(MDS-SLD)	1系	1~2系	<15%或<5%[a]	骨髓<5%，外周血<1%，无Auer小体	任何核型，但不符合单纯del（5q）MDS标准
MDS伴多系血细胞发育异常(MDS-MLD)	2~3系	1~3系	<15%或<5%[a]	骨髓<5%，外周血<1%，无Auer小体	任何核型，但不符合单纯del（5q）MDS标准
MDS伴环状铁粒幼红细胞(MDS-RS)	—	—	—	—	—
MDS-RS-SLD	1系	1~2系	(15% 或(5%	骨髓<5%，外周血<1%，无Auer小体	任何核型，但不符合单纯del（5q）MDS标准
MDS-RS-MLD	2~3系	1~3系	(15% 或(5%	骨髓<5%，外周血<1%，无Auer小体	任何核型，但不符合单纯del（5q）MDS标准
MDS伴单纯del(5q)	1~3系	1~2系	任何比例	骨髓<5%，外周血<1%，无Auer小体	仅del(5q)，可以伴1个其他异常[-7或del(7q)除外]

续表

疾病类型	发育异常	血细胞减少	环状铁粒幼红细胞	骨髓和外周血原始细胞	常规核型分析
MDS 伴原始细胞增多(MDS-EB)	—	—	—	—	—
MDS-EB-1	0~3 系	1~3 系	任何比例	骨髓 5%~9% 或外周血 2%~4%，无 Auer 小体	任何核型
MDS-EB-2	0~3 系	1~3 系	任何比例	骨髓 10%~19%，或外周血 5%~19% 或有 Auer 小体	任何核型
MDS，不能分类型(MDS-U)	—	—	—	—	—
外周血原始细胞 1%	1~3 系	1~3 系	任何比例	骨髓 <5%，外周血 =1%[b]，无 Auer 小体	任何核型
单系血细胞发育异常伴全血细胞减少	1 系	3 系	任何比例	骨髓 <5%，外周血 <1%，无 Auer 小体	任何核型
伴有诊断意义核型异常	0 系	1~3 系	<15%[c]	骨髓 <5%，外周血 <1%，无 Auer 小体	有定义 MDS 的核型异常

MDS：骨髓增生异常综合征；血细胞减少定义为血红蛋白小于 100 g/L，血小板计数小于 100×10^9/L、中性粒细胞绝对计数小于 1.8×10^9/L，极少情况下 MDS 可见这些水平以上的轻度贫血或血小板减少，外周血单核细胞必须小于 1×10^9/L；a. 如果存在 SF3B1 突变；b. 外周血 =1% 的原始细胞必须有两次不同时间检查的记录；c. 若环状铁粒幼红细胞（15% 的病例有明显红细胞发育异常），则归类为 MDS-RS-SLD。

（二）意义未明的克隆性血细胞减少症（CCUS）

持续4个月的一系或多系血细胞减少，且排除MDS和其他已知可导致血细胞减少的原因则诊断为意义未明的血细胞减少症（idiopathic cytopenia of unknown significance，ICUS）。ICUS患者如果检出MDS相关基因突变，则诊断为CCUS。

（三）先天性骨髓造血衰竭疾病

先天性骨髓造血衰竭是一组少见的遗传性异质性疾病，多以先天性躯体畸形、骨髓造血衰竭及易患肿瘤为主要特点。患者多于出生或幼年时发病，进行性出现一系或多系血细胞减少，可表现为单纯贫血、粒细胞缺乏、血小板减少或再生障碍性贫血，部分在疾病进展中转化为MDS或AML。常见的先天性骨髓造血衰竭疾病包括Fanconi贫血（大部分为常染色体隐性遗传）、先天性角化不良（X连锁、常染色体显性和隐性遗传均有）、Shwachman-Diamond综合征（常染色体隐性遗传）、Diamond-Blackfan综合征（常染色体显性遗传）、先天性中性粒细胞缺乏症（常染色体显性遗传和常染色体隐性遗传均有）、先天性无巨核细胞血小板减少症（常染色体隐性遗传）。

二、急性髓系白血病癌前病变的流行病学

在美国，MDS发病率从40岁（0.2/10万）至85岁（45/10万）呈指数增长。在年轻成人中，部分患者伴有胚系家族性髓系肿瘤相关基因突变（比如*DDX41*、*RUNX1*、*CEBPA*）或因治疗其他肿瘤（乳腺癌、卵巢癌）而接受放化疗，或与自身免疫性疾病相关。0.5~15岁的儿童发病率为0.1/10万。儿童病例可从预先存在的遗传性综合征，如先天性骨髓造血衰竭性疾病演变而来。我国天津地区1986—1988年MDS发病率仅为0.23/10万。随着我国步入老龄化社会，其发病率可能与西方国家相近。

三、急性髓系白血病癌前病变的危险因素与预防策略

MDS发病相关因素有电离辐射、高压电磁场、烷化剂、苯、氯霉素、石油产品、有机溶剂、重金属、杀虫剂、染发剂、烟尘、吸烟、酗酒等。其中放射治疗、烷化剂、苯、氯霉素、乙双吗啉等已被证实能引起继发性或治疗相关MDS，关系较为肯定。因此，对于可能暴露于相关危险因素的从业者，务必要做好劳动保护。

四、急性髓系白血病癌前病变的筛查与诊断方法

(一) 筛查方法

年度健康查体应该进行外周血血细胞计数检查。如果血细胞计数提示异常（血红蛋白、白细胞计数和血小板计数一系或多系减少），应定期复查，如果多次复查后仍然提示异常，应该进一步行网织红细胞计数和外周血细胞分类检查。

(二) 诊断方法

MDS的诊断依赖于多种实验室检测方法的综合应用（表2），其中骨髓穿刺涂片形态学和骨髓组织病理学是MDS诊断的核心，细胞遗传学、分子遗传学和骨髓细胞免疫表型分析是MDS诊断的重要辅助手段，也是评估患者预后的重要指标。

1. 细胞形态学检测

MDS患者外周血和骨髓涂片的形态学异常是分型诊断的基础。骨髓细胞发育异常主要包括：红系有核出芽、核间桥、核碎裂、多核、核过分叶，核的幼巨红细胞样改变，环状铁粒幼红细胞，胞质空泡，PAS阳性，红系细胞占骨髓有核细胞的比例大于60%或小于5%；粒系有巨大分叶核中性粒细胞，胞核棒槌小体（4个以

上，非性染色体相关的），异常染色质凝集（大块状，有清亮区分隔），非假Pelger-Huët样核异常的其他核发育异常（指不符合已有发育异常形态学定义但确有异常），核低分叶（假Pelger-Huët异常），胞质颗粒减少/无颗粒，假的Chediak-Higashi颗粒，Auer小体；巨核细胞系有小巨核细胞（细胞面积小于800 μm^2），包括淋巴细胞样小巨核细胞，小圆核（1~3个核）小巨核细胞，或有多个小核的大巨核细胞。所有怀疑为MDS的患者均应行骨髓活检，通常在髂后上棘进行，长度不小于1.5 cm。

2.细胞遗传学检测

所有怀疑MDS的患者均应进行染色体核型检测，通常需要分析大于20个骨髓细胞的中期分裂像。对于疑似MDS患者，骨髓干抽、无中期分裂像、分裂像质量差或可分析中期分裂像小于20个时，应进行染色体荧光原位杂交（FISH）检测，通常探针应包括：5q31、CEP7、7q31、CEP8、20q、CEPY和TP53。

3.分子遗传学检测

二代测序技术可以在绝大多数MDS患者中检测出至少一个基因突变。MDS常见的突变基因包括*TET2*、*RUNX1*、*ASXL1*、*DNMT3A*、*EZH2*、*SF3B1*。对于青少年或年轻的MDS患者，基因突变检测有助于先天性骨髓衰竭疾病的诊断与鉴别诊断。

4.流式细胞术

流式细胞术用于分析骨髓细胞的免疫表型，对于MDS的预后分层以及低危MDS与非克隆性血细胞减少症的鉴别诊断有应用价值。对于无典型形态学和细胞遗传学证据，无法确诊MDS的患者，FCM检测结果可作为辅助诊断标准之一。

表2　骨髓增生异常综合征的主要诊断技术

检测项目	备注
必需的检测项目	—
骨髓穿刺涂片	检测各系血细胞发育异常、原始细胞比例、环状铁粒幼细胞比例
骨髓活检病理	细胞增生情况,CD34原位免疫组化、纤维化程度、巨核细胞组化染色
染色体核型分析	R显带或G显带染色体核型分析,可发现整个基因组中染色体数目异常或大片段结构异常
推荐的检测项目	—
荧光原位杂交技术	适用于核型分析失败、分裂像差或分析分裂像不足的患者,可用骨髓或外周血检测,仅能覆盖有限的检测位点
骨髓流式细胞术检查	各系血细胞免疫表型

续表

检测项目	备注
基因突变检测	各类体细胞或胚系来源基因突变，可用骨髓或外周血检测，必要时可采集口腔上皮细胞、指甲或头发毛囊进行胚系突变验证

五、急性髓系白血病癌前病变的治疗原则与随访

（一）MDS的治疗原则

MDS患者自然病程和预后的差异性很大，治疗宜个体化。应根据预后积分系统（例如IPSS-R预后积分系统）（表3）评估患者的预后危险度分组，同时结合患者年龄、体能状况、合并疾病、治疗依从性等选择治疗方案。MDS可按预后积分系统分为两组：较低危组（IPSS-R极低危组、低危组和中危组）和较高危组（IPSS-R中危组、高危组和极高危组）。较低危组MDS的治疗目标是改善造血、提高生活质量。较高危组MDS治疗目标是延缓疾病进展、延长生存和治愈。先天性骨髓衰竭性疾病的治疗主要以促造血支持治疗为主，造血干细胞移植是治愈该疾病的唯一方法。

表3　MDS修订的国际预后积分系统（IPSS-R）

预后变量	积分						
	0	0.5	1	1.5	2	3	4
细胞遗传学[a]	极好	—	好	—	中等	差	极差
骨髓原始细胞(%)	≤2	—	2~5	—	5~10	>10	—
血红蛋白(g/L)	≥100	—	80~100	<80	—	—	—
血小板计数(10^9/L)	≥100	50~100	<50	—	—	—	—
中性粒细胞绝对计数(10^9/L)	≥0.8	<0.8	—	—	—	—	—

[a] 极好：-Y，del（11q）；好：正常核型，del（5q），12p-，del（20q），del（5q）附加另一种异常；中等：del（7q），+8，+19，i（17q），其他1个或2个独立克隆的染色体异常；差：-7，inv（3）/t（3q）/del（3q），-7/del（7q）附加另一种异常，复杂异常（3个）；极差：复杂异常（>3个）。IPSS-R危险度分类：极低危：1.5分；低危：1.5~3分；中危：3~4.5分；高危：4.5~6分；极高危：6分。

1.支持治疗

最主要的目标为提升患者生活质量。包括成分输血、促红细胞生成素（EPO）、粒细胞集落刺激因子（G-CSF）、粒单核细胞集落刺激因子（GM-CSF）和祛铁治疗。

2. 免疫调节治疗

常用的免疫调节药物包括沙利度胺、来那度胺。对于伴有del5的较低危患者，如存在输血依赖，推荐应用来那度胺治疗。

3. 免疫抑制治疗

环孢素A可考虑用于较低危，骨髓原始细胞小于5%或骨髓增生低下、正常核型或单纯+8、存在输血依赖的患者。

4. 去甲基化治疗

去甲基化治疗可应用于较高危组MDS患者，与支持治疗相比，去甲基化药物治疗可降低患者向AML进展的风险，改善生存质量。

5. 异基因造血干细胞移植

异基因造血干细胞移植是目前唯一能根治MDS的方法，造血干细胞来源包括同胞全相合供者、非血缘供者和单倍型相合血缘供者。

6. 其他

雄激素对部分有贫血表现的MDS患者有促造血作用。常用药物包括达那唑、司坦唑醇、十一酸睾丸酮。

（二）MDS的随访

无论是较低危还是较高危MDS患者，应根据所进行的治疗选择定期（1~6个月）随访复查。主要复查项目包括：外周血细胞计数和分类、血清铁蛋白、叶酸和维生素B_{12}、骨髓细胞形态学检查、骨髓病理学检查、骨髓细胞免疫表型分析、染色体核型检查，条件允许的可行基因突变检查。MDS国际工作组于2000年提出国际统一疗效标准，2006年又进一步修订。MDS的治疗反应包括以下四种类型：改变疾病的自然病程、细胞遗传学反应、血液学改善和改善生存质量。依据上述标准，评估治疗反应和疾病进展。

参考文献

1. 樊代明.中国肿瘤整合诊治指南（CACA）.天津：天津科学技术出版社，2022.

2. 樊代明.整合肿瘤学·临床卷.北京：科学出版社，2021.

3 樊代明.整合肿瘤学·基础卷.西安：世界图书出版西安有限公司，2021.

4. Sung H，Ferlay J，Siegel R L，et al. Global Cancer Statistics 2020：GLOBOCAN Estimates of Incidence and Mortality Worldwide for 36 Cancers in 185 Countries. CA Cancer J Clin，2021，71（3）：209-249.

5. Qiu H，Cao S，Xu R. Cancer incidence，mortality，and burden in China：a time-trend analysis and comparison with the United States and United Kingdom based on the global epidemiological data released in 2020. Cancer Commun（Lond），2021，41（10）：1037-1048.

6. Zeng H，Ran X，An L，et al. Disparities in stage at diagnosis for five common cancers in China：a multicentre，hospital -based，observational study. Lancet Public Health，2021，6（12）：e877-e887.

7. 魏于全，赫捷. 肿瘤学. 第2版. 北京：人民卫生出版社，2015.

8. 陈海珍，陈建国，张兰凤，等. 肿瘤随访现状与进展. 中华疾病控制杂志，2015，19（05）：517-523.

9. Rongshou Z，Siwei Z，Hongmei Z，et al. Cancer incidence and mortality in China，2016，Journal of the National Cancer Center，2022，2（1）：1-9

10. 滕熠，陈万青. 中国癌症筛查与分级诊疗. 健康体检与管理，2022；3（3）：243-247.

11. 中国抗癌协会乳腺癌专业委员会，吴炅. 中国乳腺癌筛查与早期诊断指南. 中国癌症杂志，2022，32（4）：363-372.

12. 胡尚英，赵雪莲，张勇，等.《预防宫颈癌：WHO宫颈癌前病变筛查和治疗指南（第二版）》解读. 中华医学杂志，2021，101（34）：2653-2657.

13. WHO Classification of Tumours. Thoracic Tumours. 5th Edition，2021

14. 叶欣，王俊，危志刚，等. 热消融治疗肺部亚实性结节专家共识（2021年版）. 中国肺癌杂志，2021，5（18）：305-322.

15. 中华医学会放射肿瘤治疗学分会，中国抗癌协会肿瘤放射治疗学专业委员会，中国医师协会放射治疗医师分会. 早期非小细胞肺癌立体定向放疗中国专家共识（2019 版）. 中华肿瘤杂志，2020，42（7）：522-530.

16. 赫捷，李霓，陈万青，等. 中国肺癌筛查与早诊早治指南（2021，北京）. 中华肿瘤杂志，2021，43（03）：243-268.

17. He Y T，Zhang Y C，Shi G F，Wang Q，Xu Q，Liang D，Du Y，Li DJ，Jin J，Shan B E. Risk factors for pulmonary nodules in north China：A prospective cohort study. Lung Cancer，2018，120：122-129.

18. China Lung Cancer Prevention and Control Alliance，The Chinese Medical Association Respiratory Credit Association Lung Cancer Division，Working Committee on Lung Cancer of the Respiratory Physicians Branch of the Chinese Physicians Association. Chinese expert consensus on screening and management of lung cancer. Int J Respir，2019，39（21）：1604-1615.

19. Riethdorf S，O'Flaherty L，Hille C，et al. Clinical ap-

plications of the CellSearch platform in cancer patients. Adv Drug Deliv Rev，2018，125：102-121.

20. 中华医学会消化病学分会幽门螺杆菌学组.第六次全国幽门螺杆菌感染处理共识报告（非根除治疗部分）.中华消化杂志，2022，42（05）：289-303.

21. 国家消化系疾病临床医学研究中心（上海），国家消化道早癌防治中心联盟，中华医学会消化病学分会幽门螺杆菌学组，等.中国胃黏膜癌前状态和癌前病变的处理策略专家共识（2020年）.中华消化杂志，2020，40：11.

22. 赫捷，陈万青，李兆申，等.中国胃癌筛查与早诊早治指南（2022，北京）.中华肿瘤杂志，2022，44（07）：634-666.

23. 中国抗癌协会胃癌专业委员会，徐惠绵，李凯.CACA胃癌整合诊治指南（精简版）.中国肿瘤临床，2022，49（14）：703-710.

24. 北京市科委重大项目《早期胃癌治疗规范研究》专家组.早期胃癌内镜下规范化切除的专家共识意见（2018，北京）.中华消化内镜杂志，2019，36（06）：381-392.

25. WHO Classification of Tumours Editorial Board. WHO classification of tumours. Digestive system tumours. 5th ed. Lyon: IARC Press, 2019.

26. Japanese Gastric Cancer A: Japanese gastric cancer treatment guidelines 2018 (5th edition). Gastric Cancer, 2021, 24 (1): 1-21.

27. Jessurun J. Helicobacter pylori: an evolutionary perspective. Histopathology, 2021, 78 (1): 39-47.

28. Li D, Zhang J, Yao W Z, et al. The relationship between gastric cancer, its precancerous lesions and bile reflux: A retrospective study. J Dig Dis, 2020, 21 (4): 222-229.

29. Waters K M, Salimian K J, et al. Cell polarity (the 'four lines') distinguishes gastric dysplasia from epithelial changes in reactive gastropathy. Histopathology, 2021, 78 (3): 453-458.

30. Angerilli V, Pennelli G, Galuppini F, et al. Molecular subtyping of gastroesophageal dysplasia heterogeneity according to TCGA/ACRG classes. Virchows Arch, 2022, 481 (4): 545-552.

31.Setti G, Pezzi M E, Viani M V, et al. Salivary microRNA for diagnosis of cancer and systemic diseases: a systematic review. Int J Mol Sci, 2020, 21 (3): 907.

32.Venerito M, Ford A C, Rokkas T, et al. Review: Prevention and management of gastric cancer. Helicobacter, 2020, 25 Suppl 1: e12740.

33.Smyth E C, Nilsson M, Grabsch H I, et al. Gastric cancer. Lancet, 2020, 396 (10251): 635-648.

34.Nagtegaal I D, Odze R D, Klimstra D, et al. The 2019 WHO classification of tumours of the digestive system. Histopathology, 2020, 76 (2): 182-188.

35.赵超，毕蕙，赵昀，等.子宫颈高级别上皮内病变管理的中国专家共识.中国妇产科临床杂志，2022；02：220-224.

36.Darragh T M, Colgan T J, Thomas Cox J, et al. The Lower Anogenital Squamous Terminology Standardization project for HPV-associated lesions: background and consensus recommendations from the College of American Pathologists and the American Society for Colposcopy and Cervical Pathology. Int J Gynecol Pathol,

2013，32（1）：76–115.

37. Tao X，Zhang H，Wang S，et al. Prevalence and carcinogenic risk of high–risk human papillomavirus subtypes in different cervical cytology：a study of 124，251 cases from the largest academic center in China. J Am Soc Cytopathol，2021，10（4）：391–398.

38. 中华预防医学会妇女保健分会.子宫颈癌综合防控指南.北京：人民卫生出版社，2017；46–64.

39. World Health Organization. WHO guideline for screening and treatment of cervical pre-cancer lesions for cervical cancer prevention，second edition. https：//www. who. int/publications/i/item/9789240030824

40. Zhang J，Zhao Y，Dai Y，et al. Effectiveness of High–risk Human Papillomavirus Testing for Cervical Cancer Screening in China：A Multicenter，Open–label，Randomized Clinical Trial. JAMA Oncol，2021，7（2）：263–270.

41. 陈飞，尤志学，隋龙，等.阴道镜应用的中国专家共识.中华妇产科杂志，2020，55（7）：443–449.

42. Perkins R B，Guido R S，Castle P E，et al. 2019 ASC-

CP risk-based management consensus guidelines for abnormal cervical cancer screening tests and cancer precursors. J Low Genit Tract Dis，2020，24（2）：102-131.

43. 中国优生科学协会阴道镜和宫颈病理学分会专家委员会.中国子宫颈癌筛查及异常管理相关问题专家共识（一）.中国妇产科临床杂志，2017，18（2）：190-192.

44. 赵超，刘军，李明珠，等.子宫颈锥形切除术操作规范.中国妇产科临床杂志，2021，22（2）：218-219.

45. Teoh D，Musa F，Salani R，et al. Diagnosis and management of adenocarcinoma in situ：A society of gynecologic oncology evidence-based review and recommendations. Obstet Gynecol，2020，135（4）：869-878.

46. Tainio K，Athanasiou A，Tikkinen KAO，et al. Clinical course of untreated cervical intraepithelial neoplasia grade 2 under active surveillance：systematic review and meta-analysis. BMJ，2018，360：k499.

47. 中华医学会妇科肿瘤学分会，中国优生科学协会阴道镜和宫颈病理学分会.人乳头瘤病毒疫苗临床应用中国专家共识.现代妇产科进展，2021，30（2）：

81-91.

48. 张晶，王丹波. 子宫颈锥切术后高危型人乳头瘤病毒阳性者规范化管理的专家共识. 中国实用妇科与产科杂志，2021，06：650-653.

49. 中国抗癌协会，中国抗癌协会大肠癌专业委员会. 中国恶性肿瘤整合诊治指南-直肠癌部分. 中华结直肠疾病电子杂志，2022，11（2）：89-103.

50. 国家消化系统疾病临床医学研究中心（上海），中华医学会消化内镜学分会，中国抗癌协会肿瘤内镜专业委员会，等. 中国结直肠癌癌前病变和癌前状态处理策略专家共识. 中华消化内镜杂志，2022，39（1）：1-18.

51. Shah S C，Itzkowitz S H. Colorectal Cancer in Inflammatory Bowel Disease：Mechanisms and Management. Gastroenterology，2022，162（3）：715-730.e3.

52. Yu H，Hemminki K. Genetic epidemiology of colorectal cancer and associated cancers. Mutagenesis，2020，35（3）：207-219.

53. Hampel H，Kalady M F，Pearlman R，Stanich P P. Hereditary Colorectal Cancer. Hematol Oncol Clin North

Am, 2022, 36 (3): 429–447.

54. Nguyen L H, Goel A, Chung D C. Pathways of Colorectal Carcinogenesis. Gastroenterology, 2020, 158 (2): 291–302.

55. Ballester V, Cruz–Correa M. Approach to Familial Predisposition to Colorectal Cancer. Gastroenterol Clin North Am, 2022, 51 (3): 593–607.

56. Stanich P P, Sullivan B, Kim AC, et al. Endoscopic Management and Surgical Considerations for Familial Adenomatous Polyposis. Gastrointest Endosc Clin N Am, 2022, 32 (1): 113–130.

57. Ladabaum U, Church T R, Feng Z, et al. Counting Advanced Precancerous Lesions as True Positives When Determining Colorectal Cancer Screening Test Specificity. J Natl Cancer Inst, 2022, 114 (7): 1040–1043.

58. Knudsen A B, Rutter C M, Peterse E F P, et al. Colorectal Cancer Screening: An Updated Modeling Study for the US Preventive Services Task Force. JAMA, 2021, 325 (19): 1998–2011.

59. Seppälä T T, Latchford A, Negoi I, et al. European

guidelines from the EHTG and ESCP for Lynch syndrome: an updated third edition of the Mallorca guidelines based on gene and gender. Br J Surg, 2021, 108 (5): 484-498.

60. Colas C, Bonadona V, Baert-Desurmont S, et al. MUTYH-associated polyposis: Review and update of the French recommendations established in 2012 under the auspices of the National Cancer institute (INCa). Eur J Med Genet, 2020, 63 (12): 104078.

61. Patel R, McGinty P, Cuthill V, et al. MUTYH-associated polyposis - colorectal phenotype and management. Colorectal Dis, 2020, 22 (10): 1271-1278.

62. Wagner A, Aretz S, Auranen A, et al. The Management of Peutz-Jeghers Syndrome: European Hereditary Tumour Group (EHTG) Guideline. J Clin Med, 2021, 10 (3): 473.

63. 中国医师协会放射肿瘤治疗医师分会.乳腺癌放射治疗指南（中国医师协会2020版）.中华放射肿瘤学杂志，2021，30（4）：321-342.

64. Pleasant V. Management of breast complaints and high-

risk lesions. Best Pract Res Clin Obstet Gynaecol, 2022, 83: 46-59.

65. Katayama A, Toss M S, Parkin M, et al. Atypia in breast pathology: what pathologists need to know. Pathology, 2022, 54 (1): 20-31.

66. Kulka J, Madaras L, Floris G, et al. Papillary lesions of the breast. Virchows Arch, 2022, 480 (1): 65-84.

67. Zhang X, Liu W, Hai T, et al. Upgrade Rate and Predictive Factors for Breast Benign Intraductal Papilloma Diagnosed at Biopsy: A Meta-Analysis. Ann Surg Oncol, 2021, 28 (13): 8643-8650.

68. Lamb L R, Bahl M. Evidence-Based Pragmatic Approach to the Management of Borderline or High-Risk Breast Lesions. AJR Am J Roentgenol, 2022, 218 (1): 186-187.

69. Schiaffino S, Calabrese M, Melani E F, et al. Upgrade Rate of Percutaneously Diagnosed Pure Atypical Ductal Hyperplasia: Systematic Review and Meta-Analysis of 6458 Lesions. Radiology, 2020, 294 (1): 76-86.

70. Ban K, Tsunoda H, Watanabe T, et al. Characteristics

of ultrasonographic images of ductal carcinoma in situ with abnormalities of the ducts. Med Ultrason (2001), 2020, 47 (1): 107–115.

71. van Winkel S L, Rodríguez–Ruiz A, Appelman L, et al. Impact of artificial intelligence support on accuracy and reading time in breast tomosynthesis image interpretation: a multi–reader multi–case study. Eur Radiol, 2021, 31 (11): 8682–8691.

72. Gao Y, Moy L, Heller S L. Digital Breast Tomosynthesis: Update on Technology, Evidence, and Clinical Practice. Radiographics, 2021, 41 (2): 321–337.

73. Greenwood H I, Wilmes L J, Kelil T, et al. Role of Breast MRI in the Evaluation and Detection of DCIS: Opportunities and Challenges. Magn Reson Imaging, 2020, 52 (3): 697–709.

74. Kim J H, Han K, Kim M J, et al. Atypical DuctalHyperplasia on Ultrasonography–Guided Vacuum–Assisted Biopsy of the Breast: Considerations for Further Surgical Excision. Ultrasound Q, 2020, 36 (2): 192–198.

75. Desjonqueres E, Campani C, Marra F, et al. Preneo-

plastic lesions in the liver: Molecular insights and relevance for clinical practice. Liver Int, 2022, 42 (3): 492-506.

76. 王贵强，王福生，庄辉，等.慢性乙型肝炎防治指南（2019年版）.中国病毒病杂志，2020，10（01）：1-25.

77. 吴明山，刘振球，吴学福，等.HBV不同基因型致癌风险差异的系统综述和Meta分析.中华疾病控制杂志，2021，25（03）：323-328.

78. Li J, Zhou Q, Rong L, et al. Development of cell culture infectious clones for hepatitis C virus genotype 1b and transcription analysis of 1b-infected hepatoma cells. Antiviral Res, 2021, 193: 105-136.

79. Foerster F, Gairing S J, Muller L, et al. NAFLD-driven HCC: Safety and efficacy of current and emerging treatment options. J Hepatol, 2022, 76 (2): 446-457.

80. The global, regional, and national burden of cirrhosis by cause in 195 countries and territories, 1990-2017: a systematic analysis for the Global Burden of Disease

Study 2017. Lancet Gastroenterol Hepatol, 2020, 5 (3): 245-266.

81. Iannacone M, Guidotti L G. Immunobiology and pathogenesis of hepatitis B virus infection. Nat Rev Immunol, 2022, 22 (1): 19-32.

82. Afifi A M, Elgenidy A, Hashim M, et al. Hepatitis B virus core-related antigen (HBcrAg) as a prognostic marker for the development of hepatocellular carcinoma: A mini systematic review of the literature. Rev Med Virol, 2022, e2353.

83. 夏锋，李雪松. 肝细胞癌癌前病变的诊断和治疗多学科专家共识（2020版）J 临床肝胆病杂志，2020，36（03）：514-518.

84. Gongye X, Tian M, Xia P, et al. Multi-omics analysis revealed the role of extracellular vesicles in hepatobiliary & pancreatic tumor. J Control Release, 2022, 350: 11-25.

85. 崔凯，宁大为，李胜，等. 肝癌循环肿瘤细胞检测与临床应用现状. 中华肿瘤防治杂志，2022，29（18）：1361-1366.

86.Morson B C, Sobin L H, Grundmann E, et al. Precancerous conditions and epithelial dysplasia in the stomach. J Clin Pathol, 1980, 33 (8): 711-721.

87.Wei W Q, Hao C Q, Guan C T, et al. Esophageal Histological Precursor Lesions and Subsequent 8.5-Year Cancer Risk in a Population-Based Prospective Study in China. Am J Gastroenterol, 2020, 115 (7): 1036-1044.

88.中国肿瘤整合诊治指南.食管癌,2022.

89.赫捷,陈万青,李兆申,等.中国食管癌筛查与早诊早治指南(2022,北京).中华肿瘤杂志,2022,44(06):491-522.

90.He Z, Ke Y. Precision screening for esophageal squamous cell carcinoma in China. Chin J Cancer Res, 2020, 32 (6): 673-682.

91.Liu M, Zhou R, Guo C, et al. Size of Lugol-unstained lesions as a predictor for risk of progression in premalignant lesions of the esophagus. Gastrointest Endosc, 2021, 93 (5): 1065-1073.e3.

92.Wang G Q, Abnet C C, Shen Q, et al. Histological precursors of oesophageal squamous cell carcinoma: results from a 13 year prospective follow up study in a high risk population, Gut, 2005; 54 (2): 187-192.

93. He Z, Liu Z, Liu M, et al. Efficacy of endoscopic screening for esophageal cancer in China (ESECC): design and preliminary results of a population-based randomised controlled trial. Gut, 2019, 68 (2): 198-206.

94. He Z, Zhao Y, Guo C, et al. Prevalence and risk factors for esophageal squamous cell cancer and precursor lesions in Anyang, China: a population-based endoscopic survey. Br J Cancer, 2010, 103 (7): 1085-1088.

95. Dawsey S M, Lewin K J, Wang G Q, et al. Squamous esophageal histology and subsequent risk of squamous cell carcinoma of the esophagus. A prospective follow-up study from Linxian, China. Cancer, 1994, 74 (6): 1686-1692.

96. Siegel R L, Miller K D, Fuchs H E, et al. Cancer Statistics, 2021. CA Cancer J Clin, 2021, 71 (1): 7-

33.
97.Cabasag C J, Ferlay J, Laversanne M, et al. Pancreatic cancer: an increasing global public health concern. Gut, 2022, 71 (8): 1686-1687.
98.Sun D, Cao M, Li H, et al. Cancer burden and trends in China: A review and comparison with Japan and South Korea. Chin J Cancer Res, 2020, 32 (2): 129-139.
99.Yachida S, Jones S, Bozic I, et al. Distant metastasis occurs late during the genetic evolution of pancreatic cancer. Nature, 2010, 467: 1114-1117.
100.Chidambaram S, Kawka M, Gall TM, et al. Can we predict the progression of premalignant pancreatic cystic tumors to ductal adenocarcinoma? Future Oncol, 2022, 18 (23): 2605-2612.
101.张太平，罗文浩，邱江东，赵玉沛.对胰腺囊性肿瘤手术指征的再思考.中华外科杂志，2022，60 (07)：646-650.
102.Early Diagnosis and Treatment Group, The Oncology Committee of Chinese Medical Association. Expert con-

sensus of Oncology Committee of Chinese Medical Association in early diagnosis and treatment of pancreatic cancer. Zhonghua Zhong Liu Za Zhi，2020，42（9）：706–712.

103. Marchegiani G，Andrianello S，Crippa S，et al. Actual malignancy risk of either operated or nonoperated presumed mucinous cystic neoplasms of the pancreas under surveillance. Br J Surg，2021，108：1097–1104.

104. Sagami R，Hayasaka K，Ujihara T，et al. Role of EUS combined with a newly modified scoring system to detect pancreatic high–grade precancerous lesions. Endosc Ultrasound，2022；10.4103/EUS–D–21–00187.

105. Tian Y，Liu Y，Wang G，et al. Endometrial hyperplasia in infertile women undergoing IVF/ICSI：A retrospective cross–sectional study. J Gynecol Obstet Hum Reprod，2020，49（9）：101780.

106. Clarke M A，Long B J，Sherman M E，et al. Risk assessment of endometrial cancer and endometrial intraepithelial neoplasia in women with abnormal bleeding and

implications for clinical management algorithms. Am J Obstet Gynecol, 2020, 223（4）: 549. e541 -549. e513.

107.Sanderson P A, Critchley H O, Williams A R, et al. New concepts for an old problem: the diagnosis of endometrial hyperplasia. Hum Reprod Update, 2017, 23（2）: 232-254.

108.Travaglino A, Raffone A, Saccone G, et al. Complexity of glandular architecture should be reconsidered in the classification and management of endometrial hyperplasia. APMIS, 2019, 127（6）: 427-434.

109. Palomba S, Piltonen T T, Giudice L C. Endometrial function in women with polycystic ovary syndrome: a comprehensive review. Hum Reprod Update, 2021, 27（3）: 584-618.

110. 陈锐，杨曦，任玉波，等. 子宫内膜癌筛查和早期诊断专家共识. 中国实用妇科与产科杂志，2017，33（10）：1050-1052.

111. 朱瑜苑，王刚等. 左炔诺孕酮宫内缓释系统在子宫内膜癌保留生育功能治疗中的应用. 中国实用妇科与产科杂志，2017，3（12）：1296-1299.
112. 中国医疗保健国际交流促进会营养与代谢管理分会，中国营养学会临床营养分会，中华医学会糖尿病学分会等. 中国超重/肥胖医学营养治疗指南（2021）. 中国医学前沿杂志（电子版），2021，13（11）：1-55.
113. 中国抗癌协会肿瘤营养专业委员会. 子宫内膜癌患者的营养治疗专家共识. 肿瘤代谢与营养电子杂志，2020，7（4）：415-417.
114. 李雷，陈晓军，崔满华，等. 中国子宫内膜增生管理指南. 中华妇产科杂志，2022，57（08）：566-574.
115. 程傲霜，林仲秋. 女性恶性肿瘤患者生育力的保护与保存. 中国实用妇科与产科杂志，2022，38（6）：604-609.
116. 中国妇幼保健协会生育力保存专业委员会. 女性生育力保存临床实践中国专家共识. 中华生殖与避孕杂志，2021，41（5）：383-391.
117. Contreras N A，Sabadell J，Verdaguer P，et al. Fertility-Sparing Approaches in Atypical Endometrial Hyper-

plasia and Endometrial Cancer Patients: Current Evidence and Future Directions. Int J Mol Sci, 2022; 23 (5): 2531

118. Hutt S, Tailor A, Ellis P, et al. The role of biomarkers in endometrial cancer and hyperplasia: a literature review. Acta Oncol, 2019, 58 (3): 342-352.

119. Bostwick D G, Cheng L. Precursors of prostate cancer. Histopathology, 2012, 60: 4-27.

120. Kench J G, Amin M B, Berney D M, et al. WHO Classification of Tumours fifth edition: evolving issues in the classification, diagnosis, and prognostication of prostatecancer. Histopathology, 2022, 81: 447-458.

121. Tosoian J J, Alam R, Ball M W, et al. Managing high-grade prostatic intraepithelial neoplasia (HGPIN) and atypical glands on prostate biopsy. Nature Rev, 2018, 15: 55-66.

122. Leone A, Gershman B, Rotker K, et al. Atypical small acinar prolieration (ASAP): is a repeat biopsy necessary ASAP? A multi-institutional review. Prostate Cancer and Prostatic Deseases, 2016, 19: 68-71.

123. 杨明根，许振强.国人前列腺活检中不典型小腺泡增生和高级别前列腺上皮内瘤变的意义.中华男科学杂志，2021，27（9）：798-802.

124. Humphrey P A. Atypical adenomatous hyperplasia（adenosis）of the prostate. J Urol，2012，188：2371-2372.

125. Wang W，Bergh A，Damber J E. Morphological transition of proliferative inflammatory atrophy to high-grade intraepithelial neoplasia and cancer in human prostate. Prostate，2009，69：1378-1386.

126. Steiner M S. High grade prostatic intraepithelial neoplasia is a disease. Curr. Urol. Rep. 2001，2；195-198.

127. Soos G，Tsakiris I，Szanto J，et al. The prevalence of prostate carcinoma and its precursor in Hungary：an autopsy study[J]. Eur Urol 2005，48：739-744.

128. Sanchez-Chapado M，Olmedilla G，Cabeza M，et al. Prevalence of prostate cancer and prostatic intraepithelial neoplasia in Caucasian Mediterranean males：an autopsy study. Prostate，2003，54：238-247.

129. Thompson I M，Lucia M S，Redman M W，et al. Fin-

asteride decreases the risk of prostatic intraepithelial neoplasia. J. Urol，2007，178：107-109.

130. Bostwick D G，Cheng L. Precursors of prostate cancer. Histopathology，2012，60（1）：4-27.

131. Khani F，Robinson B D. Precursor Lesions of Urologic Malignancies. Arch Pathol Lab Med，2017，141（12）：1615-1632.

132. Swerdlow S H ，Campo E，Harris N L，et al. WHO Classification of tumors of hematopoietic and lymphoid tissues.4th ed. LARC；Lyon，2017.

133. 中华医学会血液学分会.骨髓增生异常综合征中国诊断与治疗指南（2019年版）.中华血液学杂志，2019，40（2）：89-97.

134. 肖志坚.从dysplasia来理解骨髓增生异常综合征.中华血液学杂志，2018，39（3）：177-178.

135. Tsai F D，Lindsley R C. Clonal hematopoiesis in the inherited bone marrow failure syndromes. Blood，2020，136（14）：1615-1622.

136. Greenberg P L，Tuechler H，Schanz J，et al. Revised international prognostic scoring system for myelodys-

plastic syndromes. Blood，2012，120（12）：2454-2465.

137. 李冰，王静雅，刘晋琴，等. 靶向测序检测511例骨髓增生异常综合征患者基因突变. 中华血液学杂志，2017，38（12）：1012-1016.

138. 肖志坚. 我如何治疗骨髓增生异常综合征. 中华血液学杂志，2017，38（4）：268-271.

139. Garcia-Manero G，Chien K S，Montalban-Bravo G. Myelodysplastic syndromes：2021 update on diagnosis，risk stratification and management. Am J Hematol，2020，95（11）：1399-1420.

140. Cheson B D，Greenberg P L，Bennett J M，et al. Clinical application and proposal for modification of the International Working Group（IWG）response criteria in myelodysplasia. Blood，2006，108（2）：419-425.